出版说明

为了贯彻党的十九大精神，落实国务院《国家职业教育改革实施方案》文件精神，将“落实立德树人根本任务，发展素质教育”的战略部署要求贯穿教材编写全过程，充分体现教材育人功能，深入推动教学教材改革，中国医药科技出版社在院校调研的基础上，于2020年启动“全国高职高专院校护理类、药学类专业核心教材”的编写工作。在教育部、国家药品监督管理局的领导和指导下，在本套教材建设指导委员会和评审委员会等专家的指导和顶层设计下，根据教育部《职业教育专业目录（2021年）》要求，中国医药科技出版社组织全国高职高专院校及其附属机构历时1年精心编撰，现该套教材即将付梓出版。

本套教材包括护理类专业教材共计32门，主要供全国高职高专院校护理、助产专业教学使用；药学类专业教材33门，主要供药学类、中药学类、药品与医疗器械类专业师生教学使用。其中，为适应教学改革需要，部分教材建设为活页式教材。本套教材定位清晰、特色鲜明，主要体现在以下几个方面。

1. 体现职业核心能力培养，落实立德树人

教材应将价值塑造、知识传授和能力培养三者融为一体，融入思想道德教育、文化知识教育、社会实践教育，落实思想政治工作贯穿教育教学全过程。通过优化模块，精选内容，着力培养学生职业核心能力，同时融入企业忠诚度、责任心、执行力、积极适应、主动学习、创新能力、沟通交流、团队合作能力等方面的理念，培养具有职业核心能力的高素质技能型人才。

2. 体现高职教育核心特点，明确教材定位

坚持“以就业为导向，以全面素质为基础，以能力为本位”的现代职业教育教学改革方向，体现高职教育的核心特点，根据《高等职业学校专业教学标准》要求，培养满足岗位需求、教学需求和社会需求的高素质技术技能型人才，同时做到有序衔接中职、高职、高职本科，对接产业体系，服务产业基础高级化、产业链现代化。

3. 体现核心课程核心内容，突出必需够用

教材编写应能促进职业教育教学的科学化、标准化、规范化，以满足经济社会发展、产业升级对职业人才培养的需求，做到科学规划教材标准体系、准确定位教材核心内容，精炼基础理论知识，内容适度；突出技术应用能力，体现岗位需求；紧密结合各类职业资格认证要求。

4. 体现数字资源核心价值，丰富教学资源

提倡校企“双元”合作开发教材，积极吸纳企业、行业人员加入编写团队，引入一些岗位微课或者视频，实现岗位情景再现；提升知识性内容数字资源的含金量，激发学生学习兴趣。免费配套的“医药大学堂”数字平台，可展现数字教材、教学课件、视频、动画及习题库等丰富多样、立体化的教学资源，帮助老师提升教学手段，促进师生互动，满足教学管理需要，为提高教育教学水平和质量提供支撑。

编写出版本套高质量教材，得到了全国知名专家的精心指导和各有关院校领导与编者的大力支持，在此一并表示衷心感谢。出版发行本套教材，希望得到广大师生的欢迎，对促进我国高等职业教育护理类和药学类相关专业教学改革和人才培养做出积极贡献。希望广大师生在教学中积极使用本套教材并提出宝贵意见，以便修订完善，共同打造精品教材。

全国高职高专院校护理类专业核心教材

护理学导论

（供护理、助产等专业用）

主　编　高占玲　卞龙艳

副主编　杨　燕　刘静馨　刘　印

编　者（以姓氏笔画为序）

卞龙艳（江苏医药职业学院）

曲　男（山东中医药高等专科学校）

朱　丽（重庆医药高等专科学校）

刘　印（长春医学高等专科学校）

刘文君（山东药品食品职业学院）

刘静馨（长沙卫生职业学院）

闫　涛（邢台医学高等专科学校）

汤　艳（江苏医药职业学院）

杨　燕（遵义市第五人民医院）

赵庆庆（泰山护理职业学院）

袁　元（包头医学院卫生健康学院）

高占玲（山东中医药高等专科学校）

中国健康传媒集团

中国医药科技出版社

内容提要

本教材是“全国高职高专院校护理类专业核心教材”之一，根据护理专业教学标准的基本要求和本课程特点编写而成，内容上涵盖绪论、健康与疾病、护士与病人、护理学支持理论、护理学理论、护理程序、评判性思维与临床护理决策、护理安全与职业防护、护理与法律等内容。本教材具有思想价值引领、基础理论知识适度、技能应用能力突出、数字资源丰富等特点。本教材为书网融合教材，即纸质教材有机融合电子教材、教学配套资源（PPT、微课、视频、图片等）、题库系统、数字化教学服务（在线教学、在线作业、在线考试），使教学资源更加多样化、立体化。

本教材主要供高职高专院校护理、助产专业教学使用，还可作为护理工作者及其他医疗卫生人员参考用书。

图书在版编目（CIP）数据

护理学导论/高占玲，卞龙艳主编．—北京：中国医药科技出版社，2022.3

全国高职高专院校护理类专业核心教材

ISBN 978－7－5214－3100－1

Ⅰ.①护…　Ⅱ.①高…　②卞…　Ⅲ.①护理学－高等职业教育－教材　Ⅳ.①R47

中国版本图书馆 CIP 数据核字（2022）第 039825 号

美术编辑　陈君杞

版式设计　友全图文

出版　**中国健康传媒集团**｜中国医药科技出版社

地址　北京市海淀区文慧园北路甲 22 号

邮编　100082

电话　发行：010－62227427　邮购：010－62236938

网址　www.cmstp.com

规格　889mm × 1194mm $^1/_{16}$

印张　11

字数　301 千字

版次　2022 年 3 月第 1 版

印次　2022 年 3 月第 1 次印刷

印刷　三河市万龙印装有限公司

经销　全国各地新华书店

书号　ISBN 978－7－5214－3100－1

定价　39.00 元

获取新书信息、投稿、为图书纠错，请扫码联系我们。

全国高职高专院校护理类专业核心教材

建设指导委员会

全国高职高专院校护理类专业核心教材

评审委员会

主任委员 单伟颖 承德护理职业学院

副主任委员 （以姓氏笔画为序）

龙敏南 福建生物工程职业技术学院

孙　莹 长春医学高等专科学校

郑翠红 福建卫生职业技术学院

昝雪峰 楚雄医药高等专科学校

夏立平 江苏护理职业学院

委　　员 （以姓氏笔画为序）

杨朝晔 江苏医药职业学院

李丽娟 漳州卫生职业学院

易淑明 益阳医学高等专科学校

罗仕荣 遵义医药高等专科学校

侯继丹 江苏护理职业学院

数字化教材编委会

主　编　高占玲　卞龙艳

副主编　杨　燕　刘静馨　刘　印

编　者　（以姓氏笔画为序）

卞龙艳（江苏医药职业学院）
曲　男（山东中医药高等专科学校）
朱　丽（重庆医药高等专科学校）
刘　印（长春医学高等专科学校）
刘文君（山东药品食品职业学院）
刘静馨（长沙卫生职业学院）
闫　涛（邢台医学高等专科学校）
汤　艳（江苏医药职业学院）
杨　燕（遵义市第五人民医院）
赵庆庆（泰山护理职业学院）
袁　元（包头医学院卫生健康学院）
高占玲（山东中医药高等专科学校）

前言

护理学导论是一门重要专业基础课程。本课程设置的主要目的在于引导学生了解护理学的发展史和发展趋势，明确护理学的基础理论及学科框架，熟悉护理学的基本概念和工作方式，掌握科学的临床护理思维方法，具备现代护理理念、科学思维和法律意识及职业安全防护、健康教育等职业能力，为全面提升学生的综合素质，提高学生独立思考、分析问题和解决问题的能力、创新思维能力，奠定良好的基础。

本教材坚持“以就业为导向，以全面素质为基础，以能力为本位”的现代职业教育教学改革方向，以人才培养目标为依据，与护理岗位能力需求和全国护士执业资格考试接轨，培养满足岗位需求、教学需求和社会需求的高素质技能型人才。本教材编写内容紧密联系行业发展，注重学生职业核心能力的培养，在教材中融入思想道德教育，将价值塑造、知识传授和能力培养三者融为一体，落实立德树人根本任务。为便于学生对教材的学习和理解，设立“学习目标”，引入“导学情景”，增加“看一看”“护爱生命”等模块，拓展学生视野；文章中设置“练一练”“想一想”，文章末设置“目标检测”，有助于学生课后巩固学习。丰富的数字教学资源，体现岗位的场景，激发学生学习兴趣。

本教材由高占玲、卞龙艳担任主编，具体编写分工如下：第一章由高占玲、曲男编写；第二章由刘文君编写；第三章由袁元编写；第四章由刘印、朱丽编写；第五章由杨燕、赵庆庆编写；第六章由闫涛编写；第七章由卞龙艳编写；第八章由汤艳编写；第九章由刘静馨编写。

教材的编写参考和吸收了国内外有关文献的观点和方法，博采众长；同时在编写过程中得到各位编者及其单位的大力支持，在此一并表示诚挚的谢意。限于编写水平与经验，疏漏和不足之处在所难免，诚恳希望使用本教材的师生、读者及护理界同仁提出宝贵意见，以便修订完善。

编　者

2021 年 12 月

目 录

第一章 绪论 …… 1

第一节 护理学发展史 …… 1
一、西方护理学的发展过程 …… 1
二、中国护理学的发展过程 …… 5
三、护理学术团体介绍 …… 7
第二节 护理学的任务、范畴及工作方式 …… 8
一、护理学的任务 …… 8
二、护理学的范畴 …… 8
三、护理工作方式 …… 9
第三节 护理学的基本概念 …… 10
一、人 …… 10
二、健康 …… 11
三、环境 …… 12
四、护理 …… 12

第二章 健康与疾病 …… 14

第一节 健康 …… 14
一、健康的概述 …… 14
二、影响健康的因素 …… 15
三、提高生存质量的护理策略 …… 16
第二节 疾病 …… 17
一、疾病的概述 …… 17
二、疾病的影响 …… 18
三、疾病的预防 …… 19
四、健康与疾病的关系 …… 19
第三节 健康促进 …… 19
一、健康促进的概述 …… 19
二、健康促进的策略 …… 20
三、促进健康的相关护理活动 …… 20
第四节 健康教育 …… 21
一、健康教育的概述 …… 21
二、健康教育的原则 …… 22
三、健康教育的内容 …… 23

四、健康教育的方法 …… 25
五、健康教育的程序 …… 27

第三章　护士与病人 …… 30

第一节　角色 …… 30
一、角色的概念 …… 30
二、角色的特征 …… 31
三、角色转换 …… 31
第二节　护士角色 …… 31
一、护士角色的概念 …… 31
二、护士角色的特征 …… 32
三、护士的基本素质 …… 33
四、护士的权利与义务 …… 35
第三节　病人角色 …… 37
一、病人角色的特征 …… 37
二、病人角色适应中的问题 …… 37
三、影响病人角色适应的因素 …… 38
四、病人的权利与义务 …… 38
第四节　护患关系 …… 39
一、护患关系的概述 …… 39
二、护患关系的基本模式 …… 40
三、护患关系的建立过程 …… 41
四、护患关系的影响因素 …… 41
五、促进护患关系的方法 …… 42

第四章　护理学支持理论 …… 45

第一节　一般系统理论 …… 45
一、系统的概念 …… 46
二、系统的分类 …… 46
三、系统的基本属性 …… 47
四、一般系统理论在护理中的应用 …… 47
第二节　需要层次理论 …… 48
一、需要的概念 …… 48
二、需要层次理论的内容 …… 48
三、需要层次理论的基本观点 …… 50
四、需要层次理论在护理中的应用 …… 50
第三节　压力与适应理论 …… 52
一、压力概述 …… 52
二、压力与适应理论的内容 …… 53
三、压力与适应理论在护理中的应用 …… 55

第四节 成长与发展理论 …… 58
一、弗洛伊德的心理学说 …… 58
二、艾瑞克森的心理社会发展学说 …… 59
三、皮亚杰的认知发展学说 …… 61
第五节 沟通理论 …… 62
一、概述 …… 62
二、沟通理论的内容 …… 62
三、沟通理论在护理中的应用 …… 64

第五章 护理学理论 …… 69

第一节 奥瑞姆的自理理论 …… 70
一、自理理论的基本内容 …… 70
二、自理理论与护理的四个基本概念 …… 72
三、自理理论与护理实践的关系 …… 72
第二节 罗伊的适应模式 …… 72
一、适应模式的基本内容 …… 73
二、罗伊对护理四个基本概念的论述 …… 74
三、适应模式与护理实践的关系 …… 75
第三节 纽曼的健康系统模式 …… 75
一、健康系统模式的基本内容 …… 76
二、纽曼对护理四个基本概念的论述 …… 78
三、健康系统模式与护理实践的关系 …… 78
第四节 莱宁格的跨文化护理理论 …… 78
一、跨文化护理理论的基本内容 …… 79
二、跨文化护理理论与护理实践的关系 …… 81
第五节 人文关怀理论 …… 82
一、人文关怀理论的基本内容 …… 82
二、人文关怀理论与护理实践的关系 …… 83

第六章 护理程序 …… 87

第一节 概述 …… 87
一、护理程序的概念与发展史 …… 87
二、护理程序的理论基础 …… 88
三、护理程序的特点 …… 88
第二节 护理程序的步骤 …… 89
一、护理评估 …… 89
二、护理诊断 …… 93
三、护理计划 …… 97
四、护理实施 …… 100
五、护理评价 …… 102

第七章　评判性思维与临床护理决策 …… 106
第一节　评判性思维 …… 106
一、评判性思维的概述 …… 107
二、评判性思维的特点 …… 107
三、评判性思维的构成要素 …… 107
四、评判性思维在护理中的应用 …… 109
第二节　临床护理决策 …… 110
一、临床护理决策的概述 …… 110
二、临床护理决策的步骤 …… 111
三、临床护理决策的影响因素 …… 112
四、发展临床护理决策能力的策略 …… 112
第三节　循证护理 …… 113
一、循证护理的概述 …… 113
二、循证护理的实施步骤 …… 114
第四节　临床路径 …… 115
一、临床路径的概述 …… 116
二、临床路径的组成要素 …… 116
三、临床路径的实施程序 …… 117
四、临床路径的变异管理 …… 117
第八章　护理安全与职业防护 …… 121
第一节　护理安全防范 …… 121
一、概述 …… 121
二、护理安全的影响因素 …… 122
三、护理安全防范原则 …… 123
第二节　护理职业防护 …… 123
一、概述 …… 124
二、职业损伤的危险因素 …… 124
三、常见护理职业损伤的防护 …… 125
第九章　护理与法律 …… 130
第一节　概述 …… 130
一、医疗卫生法规 …… 130
二、护理立法 …… 132
第二节　护理工作中常见的法律问题 …… 134
一、护士的法律责任 …… 134
二、护生的法律责任 …… 135
三、护理工作中潜在的法律问题 …… 135
四、护理工作中法律纠纷的防范 …… 136

附录 …… 139

附录一 NANDA 2012～2014 年的 216 项护理诊断 …… 139

附录二 护理诊断内容举例 …… 142

附录三 护士条例 …… 147

附录四 医疗事故处理条例（节选） …… 151

参考文献 …… 157

第一章　绪　论

学习目标

知识目标：

1. 掌握　南丁格尔对护理事业的贡献；现代护理学三个发展阶段的主要特点；护理学四个基本概念的内涵。

2. 熟悉　护理学的任务、范畴及护理工作方式。

3. 了解　护理学的发展史。

技能目标：

能理解现代护理理念及现代护士的责任。

素质目标：

热爱护理专业，具有稳定的专业思想。

导学情景

情景描述：护士小王和小李是大学同班同学，毕业后小王进入市里的一所大医院当护士，而小李在一个社区卫生服务中心工作。小李所在社区的刘阿姨在医院体检，结果显示血糖高，需要住院治疗以控制血糖。在住院期间小王作为责任护士对她进行了精心的护理并给她讲了很多有关糖尿病的知识。1周后，刘阿姨的血糖降到了正常水平即将出院。小王和小李一起制定刘阿姨出院后的护理计划。

情景分析：随着医学的发展以及人们对健康的认识逐渐深化，护理学的任务、范畴也在发生转变，对护士的要求越来越高，护士对健康相关知识的学习变得至关重要。

讨论：随着医学模式、健康观念的转变及护士工作范围的扩展，护理的服务对象发生了哪些变化？

学前导语：护理学导论是护理专业学生迈入专业学习的启蒙课程，南丁格尔首创了科学的护理专业，也是护理专业化的开始，护理学科经历了100多年的不断变化和发展，是如何从一门专门职业而发展成为一门独立学科的？

护理学是最古老的艺术，也是最年轻的专业，其形成和发展与人类的文明及健康需要密切相关。在长期的抗病害斗争和劳动实践过程中，护理学经历了从简单的清洁卫生到以人的健康为中心的整体护理的发展历程，并在实践、教育、研究中得到充实和完善，逐渐形成了自己特有的理论和实践体系，成为一门独立的学科。2011年3月，我国新的学科目录将护理学设置成为医学类一级学科。

PPT

第一节　护理学发展史

一、西方护理学的发展过程

（一）人类早期的护理

1. 早期护理　自从有人类就有了护理活动。在原始社会，人类为了谋求生存，在与自然做斗争的过程中，逐渐积累了丰富的生产和生活经验。如火的使用减少了胃肠道疾病的发生，人们逐渐认识到饮食与胃肠道疾病的关系；腹部不适时，用手抚摸可减轻疼痛，于是就形成了原始的按摩疗法；将烧热的石块置于患处可减轻疼痛，即最原始而简单的热疗。由此逐渐形成了“自我保护”式的医疗照顾模式。

2. 家庭护理 为了在险恶的环境中求生存，人们逐渐聚居，并按血缘关系形成以家族为中心的母系氏族社会，妇女凭着慈爱本性和保护家人的责任，用代代相传的经验去照顾家庭中的伤病者，常用一些原始的治疗护理方法为伤病者解除痛苦，促进康复，如伤口包扎、止血、热敷、按摩以及饮食调理等，形成了早期的医疗护理活动，并且由自我护理进入“家庭式”医疗照顾模式阶段。

3. 宗教护理 在人类社会的早期，由于当时人类对疾病缺乏科学的认识，常把疾病看成是灾难，因而出现了巫师，他们采用祷告、念咒、放血、冷水泼浇等方法驱除鬼怪以减轻痛苦，治疗疾病。医巫一体和宗教影响是当时护理的重要特征。

（二）中世纪的护理

中世纪的护理主要受宗教和战争的影响。中世纪的欧洲，由于政治、经济、宗教的发展，战争频繁，伤寒、麻风、丹毒等疾病大肆流行，伤病员增多，迫切需要大量的医生和护士，这对护理工作的发展起到了一定的促进作用，护理逐渐由“家庭式”转向了“社会化和组织化的服务”，形成了宗教性、民族性及军队性的护理社团。13～14 世纪，欧洲各国建立了数以百计的大小医院，当时医院条件很差，担任护理工作的多为修女，她们缺乏护理知识，又无足够的护理设备，更谈不上护理管理，护理工作多限于简单的生活照料。

（三）文艺复兴时期的护理

约公元 1400 年，意大利兴起文艺复兴运动，西方国家称之为科学新发现时代，期间建立了许多图书馆、大学、医学院校。从此，近代医学开始走向科学化和专业化，从事护理工作的人员开始接受部分训练，以专门照顾伤病者。1517 年的宗教改革导致社会结构与妇女的地位发生变化，护理工作不再由具有仁慈博爱精神的神职人员担任，而是由那些找不到其他工作的人担任，她们既无护理经验又未经培训，缺乏爱心及工作热情，导致护理质量大大下降，护理发展停滞不前，使护理进入了长达 200 年的黑暗时期。

（四）近代护理学的诞生 e 微课

19 世纪期间，随着科学的发展和医学的进步，护理工作的地位有所提高。1836 年，德国牧师西奥多·弗里德尔（Fliedner）在凯撒斯威斯城建立了世界上第一个较为正规的护士训练班，招收满 18 岁、身体健康、品德优良的女性参加护理训练。

1. 南丁格尔时期 南丁格尔（Florence Nightingale，1820—1910），英国人，1820 年 5 月 12 日出生在意大利的佛罗伦萨。她出生于英国一个名门贵族家庭，受到良好的教育，精通英、法、德、意等多国语言，具有较高的文化修养。她从小受母亲仁慈秉性的影响，少年时代就乐于助人、接济贫困人家。南丁格尔对护理工作有着浓厚的兴趣，长大后经常去看望和照顾附近村庄的穷苦病人和亲友中的病弱者。在从事慈善活动中，她深深体会到社会十分需要训练有素的护士。1850 年，她不顾家庭的阻挠和社会舆论的指责，慕名去了当时最好的护士培训基地——德国的凯撒斯威斯城参加护理训练班的学习，并对英、法、德、意等国家的护理工作进行了考察。1853 年，她又去法国学习护理管理工作。回国后，她被任命为英国伦敦妇女医院院长，从此，开始了她的护理生涯。

1854 年 3 月，英、法等国与俄国爆发了克里米亚战争，当时英军的医疗设备和条件非常落后，大批伤病员由于得不到合理的照料而死亡，病死率高达 42%。南丁格尔获此消息后，立即致函当时的英国陆军大臣，要求自愿率领护士奔赴前线照料伤员。1854 年 10 月，南丁格尔率 38 名护士克服重重困难，抵达战地医院。用募捐到的 3 万英镑为医院添置了药物及医疗设备，改善医院环境，清洗病人伤口，消毒物品，消除虫害，以维持清洁；改善伤员膳食，以增加营养；建立阅览室和娱乐室，重整军中邮务，以便士兵与亲人通信，满足伤员身心两个方面的需求。这些措施使战地医院的状况在短短数月得到了迅速改善，半年后，英国前线伤员的死亡率降至 2.2%。由于她经常手持油灯巡视伤员，安慰那些受伤和生命垂危的士兵，被前线士兵誉为“提灯女神”“克里米亚天使”。南丁格尔卓有成效的工作，受到前线官兵和英国本土人民的赞赏，她的功绩不仅被传为奇迹，而且使英国政府改变了对护士的评价。

1856 年战争结束，南丁格尔返回英国。1907 年，英国国王授予南丁格尔最高国民荣誉勋章，她是英国妇女中第一位受此殊荣者。她毕生献身于护理事业，终身未嫁。1910 年 8 月 13 日南丁格尔逝世，享年 90 岁。为纪念她对护理事业作出的丰功伟绩，1912 年国际护士会成立了南丁格尔国际基金会，向各国优秀护士颁发奖学金供进修学习之用，并将她的生日 5 月 12 日定为国际护士节。国际红十字会设立了南丁格尔奖章，作为各国护士的最高荣誉奖，每两年颁发一次。

2. 南丁格尔对护理学的主要贡献

（1）著书立说奠定专业理论基础　南丁格尔一生写了大量的笔记、书信、报告和论著等。著名代表作是《医院札记》和《护理札记》。《医院札记》主要阐述对改进医院管理及建筑方面的构思、意见及建议，而《护理札记》则阐明自己的护理思想及对护理的建议，尤其是环境、个人卫生及饮食等因素对病人健康的影响。该书被认为是护理工作的经典著作，曾作为当时护士学校的教科书被广泛应用。此外，她关于福利、卫生统计、社会学等方面的著作，迄今仍有指导意义。

（2）致力于创办护士学校　经过克里米亚战场的实践，使南丁格尔更加深信护理是科学的事业，护士必须接受严格的科学训练。1860 年，南丁格尔在英国的圣托马斯医院创办了世界上第一所护士学校——南丁格尔护士训练学校，使护理由学徒式的教导成为一种正式的学校教育，为护理教育奠定了基础，促进了护理事业的迅速发展。这一时期被称为护理发展史上的“南丁格尔时代”。

（3）开创了科学的护理专业　她认为护理是科学和艺术的结合。她指出：护理使千差万别的病人都能达到治疗和康复需要的最佳身心状态，这本身就是一项最精细的艺术。她还提出了公共卫生的护理思想，重视病人的身心护理，并发表了自己独特的护理环境学说。她的护理理念确立了护理的专业地位和学科地位，推动护理学成为一门独立的学科，为现代护理学的发展奠定了基础。

（4）创立了护理管理制度　南丁格尔首先提出护理系统化的管理方式，强调必须确定相应的政策和适当授权，以使护理人员担负起责任，才能充分发挥护理人员的潜能；在医院护理行政组织机构设立上，要求设立护理部，由护理部主任负责全面的护理管理工作；在医院设备及环境管理方面制订了相应的管理要求，提高了护理工作效率和护理质量。

（5）强调伦理职业道德修养　南丁格尔注重护理人员的职业道德素养，强调护理伦理及人道主义观念。她认为病人没有高低贵贱之分，要求护士不分民族、种族、信仰、贫富，平等对待每一位病人，为病人提供平等的护理服务。

看一看

护理学界的最高荣誉奖——南丁格尔奖章

南丁格尔奖章是国际护理学界的最高荣誉奖，1912 年在华盛顿举行的第九届红十字国际大会上，正式确定颁发南丁格尔奖章。这项以护理界楷模弗罗伦斯·南丁格尔命名的国际红十字优秀护士奖章，每两年颁发一次，奖给在护理学和护理工作中作出杰出贡献的人士，我国首位南丁格尔奖章获得者是王琇瑛。

南丁格尔奖章表面镀银。正面有弗罗伦斯·南丁格尔肖像及“纪念弗罗伦斯·南丁格尔，1820至1910年”的字样。背面刻有“永志人道慈悲之真谛”，中间刻有奖章持有者的姓名和颁奖日期，由红白相间的绶带将奖章与中央饰有红十字的荣誉牌连接在一起。同奖章一道颁发的还有一张羊皮纸印制的证书。

（五）现代护理学的发展

自南丁格尔首创科学的护理专业以来，护理学科发生了巨大的变化，从护理学的实践和理论研究来看，现代护理学的发展经历了3个阶段。

1. 以疾病为中心的护理阶段 此阶段是现代护理学发展的初期。当时人们虽然逐渐摆脱了宗教和神学的影响，但对健康的认识停留在“健康就是没有疾病，有病就是不健康”的阶段，认为疾病是细菌或外伤引起的机体结构改变或功能异常，因此一切医疗行为都围绕着疾病进行，以消除病灶为根本目标，从而形成了“以疾病为中心”的医学指导思想。受这一思想的影响，协助医生诊断和治疗疾病就成为这一时期指导和支配护理工作的基本理论观点。

此阶段护理特点：①护士必须经过专门的训练，护理已成为专门的职业；②护理从属于医疗，护士是医生的助手；③护理工作的主要内容是执行医嘱和进行各项护理技术操作；④护理忽视了人的整体性，只关注人体局部病灶；⑤护理教育课程类同于医学教育，未体现护理专业特征。

2. 以病人为中心的护理阶段 随着人类社会的进步，自然科学和社会科学都有了新的发展，人的基本需要层次论、系统论等相继提出和确立，为人们重新认识健康与疾病提供了基础。护理理论家罗杰斯提出了“人是一个整体”的观点。1977年，美国医学家恩格尔提出“生物—心理—社会医学模式”。新的医学模式引起了健康科学领域认识观的根本变革，护理从“以疾病为中心”开始转向“以病人为中心”的模式。

此阶段护理特点：①强调护理是一个专业，逐步建立了自己的理论知识体系；②护士与医生为合作伙伴关系；③护理工作的内容是应用护理程序对病人实施身、心、社会等全方位的整体护理，解决病人的健康问题，满足病人的健康需求；④护理教育课程设置摆脱了雷同医学教育课程的模式，形成了自己的理论体系；⑤护士的工作场所局限在医院，护理的服务对象局限在病人，护理研究内容仍局限于病人的康复，尚未涉及群体保健和全民健康。

3. 以人的健康为中心的护理阶段 随着社会的发展，疾病谱发生了很大变化。过去威胁人类健康的传染病得到了很好的控制，而与人们生活方式、生活习惯相关的疾病如心脑血管疾病、糖尿病、意外伤害等成为威胁人类健康的主要问题。同时随着社会经济的发展，人们的健康需求也发生了巨大变化，医疗护理服务重点局限在医院病人的现状已很难满足广大人民群众对卫生保健的需求，“以人的健康为中心的护理”成为广大护理人员工作的中心和努力的方向。

此阶段护理特点：①护理学发展成为现代科学体系中一门综合自然科学、社会科学知识，应用护理程序独立地为人类健康服务的综合性、应用性学科；②护士的工作场所从医院扩展到了社区、家庭、工厂、幼儿园、养老院或临终关怀医院等地方；③护理对象由个体扩展到群体，护理工作的范畴从对病人的护理扩展到对人的生命全过程的护理；④护士角色多元化，护士不仅是医生的合作伙伴，还是健康的教育者、管理者、咨询者、照顾者、病人的代言人等；⑤护理教育有完善的教育体制，有雄厚的护理理论基础，有良好的科研体系，并有专业自主性。

练一练

现代医学的模式是

A. 生物医学模式
B. 生物—生理—社会医学模式
C. 生物—心理—社会医学模式
D. 生理—心理—社会医学模式
E. 自然哲学医学模式

答案解析

二、中国护理学的发展过程

（一）祖国医学与护理

我国医学历史悠久，早期医、药、护是合为一体、密不可分的。中医学理论中“三分治，七分养”中的“养”，实质指的就是护理。在历代的医学书籍中记载了许多与护理相关的知识和技术。如《黄帝内经》中记载了疾病与饮食调节、精神因素、自然环境和气候变化的关系，如“肾病勿食盐”“病热少愈，食肉则复，多食则遗，此其禁也”；并提出要“扶正祛邪”，即要加强自身的抵抗力以防御疾病；同时也提出了“圣人不治已病治未病”的预防观点。孙思邈所著《备急千金要方》中宣传了不可与人通用衣服、巾、枕的预防观点，并创造了以细葱管导尿的导尿法。宋朝陈自明所著《妇女大全良方》记载了不少妇女产前、产后护理的资料等。

护爱生命

孙思邈，唐代医药学家。少年好读，天资聪明，20 岁精通道家典籍，无意仕途功名，热衷于医学研究。他所撰写的两部著作均冠以“千金”二字，《千金要方》和《千金翼方》。孙思邈非常重视预防疾病，讲求预防为先的观点，坚持辨证施治的方法，强调“每日必须调气、补泻、按摩、导引为佳，勿以康健便为常然”。重视运动保健，提出了食疗、药疗、养生、养性、保健相结合的防病治病主张。孙思邈不仅医术精湛，而且医德高尚。《千金要方》中“大医精诚篇”是中国医学伦理学的典范，强调医生须以解除病人痛苦为唯一职责，其他则“无欲无求”，对病人一视同仁“皆如至尊”“华夷愚智，普同一等”。孙思邈用毕生精力实现了自己的道家医德思想，是中国医德思想的创始人。高尚的医德，实为后世之楷模，千余年来，一直受中国人民和医学工作者所称颂，被尊称为“药王”。

（二）中国近代护理

1. 西方护理的传入及影响 中国近代护理始于鸦片战争前后，随着各国军队、宗教和西方医学的进入，中国的护理事业渐渐起步。1835 年，英国传教士巴克尔（P. Parker）在广州开设了第一所西医院，这所医院以短训班的形式开始培训护理人员。1887 年，美国护士麦克奇尼（E. Mckechnie）在上海西门妇孺医院开办护士训练班。1888 年，美国护士约翰逊女士（E. Johnson）在福州医院创办了中国第一所护士学校。

2. 中国近代护理的发展 1909 年，中华护士会在江西牯岭成立（1936 年改名为中华护士学会，1964 年改名为中华护理学会）。1920 年，护士会创刊《护士季报》。1920 年，北京协和医学院开办高等护理教育，学制 4～5 年，毕业学生授予理学学士学位。1922 年，中华护士会加入国际护士会，成为国际护士会第 11 个会员国。1931 年，在江西开办了“中央红色护士学校”。

1934 年，教育部成立护理教育专门委员会，将护理教育改为高级护士职业教育，招收高中毕业生，护理教育纳入国家正式教育体系。1941 年，在延安成立了“中华护士学会延安分会”。毛泽东同志于 1941 年和 1942 年两次为护士题词：“尊重护士、爱护护士”“护理工作有很大的政治重要性”。

至1949年，全国共有183所护士学校，3万多名护士，当时的人口为6亿，护士的数量远远不能满足医疗保健及人民健康的需要。

（三）中国现代护理（1949年至今）

1949年以后，中国卫生事业有了很大的发展，护理事业的发展也进入了一个新的时期。

1. 护理教育体制逐步完善

（1）中等护理教育　1950年在北京召开了全国第一届卫生工作会议，将护理专业教育列为中级专业教育之一，制定了全国统一的教学计划，并编写统一教材，为国家培养了大批中等专业护士。1966～1976年我国护理教育遭受严重破坏，几乎全国所有的护士学校都被停办、解散或迁往边远地区，护理教育基本停滞。直到1978年，护士学校才开始陆续恢复招生。

（2）高等护理教育　1980年南京医学院率先开办高级护理专修班。1983年，教育部和卫生部（现卫生健康委员会）联合召开会议，决定恢复高等护理教育，同年天津医学院（现天津医科大学）首先开设了五年制本科护理专业，学生毕业后授予医学学士学位。1985年，全国11所高等医学院校设立了护理本科教育。此后其他院校也纷纷开设了四年制或五年制的本科护理专业。

（3）硕士护理教育　1992年，北京、上海等地开始了护理硕士研究生教育。1994年在美国中华医学基金会的资助下，国内多所大学与泰国清迈大学联合举办了护理研究生班，为我国各院校培养硕士毕业护理人才123名。目前全国已有百余个护理硕士学位授予点。2011年教育部批准开设护理专业研究生教育，目的是为中国培养更多的应用型高级护理人才。

（4）博士护理教育　2003年第二军医大学（现中国人民解放军海军军医大学）成为我国第一个护理学博士学位授予点，2004年首届招收护理学博士研究生。

（5）岗位教育及继续教育　自1979年起，各医疗单位陆续对护士进行了岗位教育，教育手段有邀请国内外护理专家讲课、选派护理骨干到国内先进的医院进修学习及组织编写相关材料供护理人员学习等。1997年，卫生部继续教育委员会护理学组的成立，标志着我国护理学继续教育正式纳入了国家规范化的管理。

2. 护理管理体制逐步健全

（1）建立健全护理行政管理体系　1950年，各医院实行科主任负责制，曾一度取消了护理部，使护理质量下降，1960年又恢复护理部对医院护理工作的管理。

从1979年开始，卫生部加强了对护理工作的管理，1986年卫生部召开了全国首届护理工作会议，会后公布了《关于加强护理工作领导，理顺管理体制的意见》，其中对各级医院护理部的设置做了具体而明确的规定。各级医院健全及完善了护理管理体制，由护理部负责护士的培训、调动、任免、考核、晋升及奖励等，提高了护理人员的素质，保障了护理质量。

（2）建立健全晋升考核制度　1979年，卫生部颁布了《卫生技术职称及晋升条例（试行）》，明确规定了护理专业技术人员的技术职称分为护士、护师、主管护师、副主任护师、主任护师五级，使护理专业具备完善的护士晋升考核制度。

（3）建立护士执业注册制度　1993年3月，卫生部公布了《中华人民共和国护士管理办法》，中国开始有了完善的护士注册及考试制度。1995年6月25日全国举行了首次护士执业考试，考试合格者方可获执业证书并申请注册。护理管理工作正式进入了法制化的轨道。2008年1月23日，国务院第206次常务会议通过了《中华人民共和国护士管理条例》，自2008年5月12日起开始施行。

3. 护理学术活动日益繁荣　中华护理学会是我国最权威的护理学术组织，经常召开护理学术经验交流会、专题学习班、研讨会等，还成立了学术委员会和各专科委员会。1954年创办了《护理杂志》，1981年改名为《中华护理杂志》。此外向全国发行的还有《中华护理教育杂志》《实用护理杂志》等十余种专业学术刊物。随着我国改革开放的日益深入，各国护理专家及护士来华讲学或进行学术交流的人数日渐增加，国家及各地每年也选派一定数量的优秀护理人员赴国外进修或攻读学位。各国学术交流的开展活跃了学术气氛，开阔了眼界，缩短了我国护理与国外护理的差距，提高了我国的护理教育水平和护理质量。

4. 护理专业水平不断提高 随着护理教育的恢复和发展，护理人员学术水平和科研能力的提高以及现代科学技术的进步，使得我国的护理专业水平不断提高。大面积烧伤、器官移植、肿瘤护理、重症护理等专科护理开始出现，护理人员也不再局限于医院护理，开始走进社区和其他医疗机构开展护理服务，护理的内容和范围逐渐扩大，加上医学模式的转变，护理人员开始积极探讨以人的健康为中心的整体护理。

三、护理学术团体介绍

学术团体是以从事科学研究，推动科学技术发展为目的的组织，是以知识的继承与创新为目标而进行合理的管理与协调的具有高度自主性的社会实体。该团体具有学术交流主导、技术论证、引荐技术服务、技术开发功能、沟通信息等功能。

（一）国际护士会

国际护士会（International Council of Nurse，ICN）于1899年在英国伦敦成立，总部设在日内瓦，是世界各国自治的护士协会代表组织的国际护士群众团体，参加的代表有美国、英国、加拿大、新西兰、芬兰、荷兰、丹麦等国的护士，第一任会长为毕业于英国皇家医院护士学校的芬威客。

国际护士会是国际组织中最早的组织之一，其宗旨为：①推动各国的健康服务，提高护理学术标准；②改革护理教育的设施，扩大护理服务的范围；③通过改善护士的职业、社会及经济条件以提高护士的地位；④与相关的卫生机构及组织合作；⑤强调护士应尽公民的职责；⑥发展护士间的国际合作及友谊。

（二）美国护理协会

美国护理协会（American Nursing Association，ANA）于1896年成立，总部设在华盛顿，ANA是美国护士的最高学术组织机构，是非政府组织，是私人企业性质的学术组织，不接受美国政府的经费支持。ANA的职能部门有护理政策和实践部、政府关系部、护士工作安全部和护理教育部。

ANA的作用：①全美护士工会的作用；②护士的咽喉，目的是为护理的利益而工作，与美国政府、媒体及病人进行沟通与对话；③维护护士道德标准，并定期修改不断完善；④修订护士专业实践中的各类标准。

（三）中华护理学会

中华护理学会（Chinese Nursing Association，CNA）于1909年8月19日在江西牯岭成立，原名中华护士会，1964年更名为中华护理学会。第一届会长是盖仪贞，此后8届会长均为外籍护士，1928年第9届理事会由中国护士伍哲英任会长。中华护理学会是中国建立最早的专业学术团体之一，2013年5月8日，中华护理学会完成和实现了中国几代护理人的梦想，正式成为国际护士会的成员。加入国际护士会标志着中国的护理事业真正迈向了国际舞台，为我国护理事业的发展提供了更为广阔的平台。

中华护理学会的宗旨是：①遵守国家宪法、刑法等法律和法规，执行国家发展护理科技事业的方针和政策；②崇尚护理道德，坚持民主办会原则；③提高护理科技工作者的业务水平，促进护理学科的繁荣和发展；④充分发扬学术民主，依法维护护理工作者的合法权益。

第二节　护理学的任务、范畴及工作方式

PPT

一、护理学的任务

随着社会的发展和人类生活水平的提高，护理学的任务已发生了深刻的变化。1965 年 6 月修订的《护士伦理国际法》中规定：护士的权利与义务是保护生命、减轻痛苦、促进健康；护士的唯一任务是帮助病人恢复健康，帮助健康人提高健康水平。1978 年 WHO 也指出“护士作为护理的专业工作者，其唯一的任务就是帮助病人恢复健康，帮助健康人促进健康。”护理学的最终目标是保护全人类的健康，提高整个人类健康水平。

（一）促进健康

促进健康就是帮助个体、家庭和社区获取在维持或增强健康时所需要的知识及资源。这类护理实践活动包括教育人们对自己的健康负责、形成健康的生活方式、解释改善营养和加强锻炼的意义、鼓励戒烟、预防物质成瘾、预防意外伤害和提供信息以帮助人们利用健康资源等。

（二）预防疾病

预防疾病是人们采取行动积极地控制不良行为和健康危险因素，以预防和对抗疾病的过程。预防疾病的目标是通过预防措施使之达到最佳的健康状态。预防疾病的护理实践活动包括：开展妇幼保健的健康教育、增强免疫力、预防各种传染病、提供疾病自我监测的技术、评估机构、临床和社区的保健设施等。

（三）恢复健康

恢复健康的护理实践活动是护理人员的传统职责，帮助患病的人，改善其健康状况，提高健康水平。这类护理实践活动包括：为病人提供直接护理，如执行药物治疗、生活护理等；进行护理评估，如测血压、留取标本做各类实验室检查等；和其他卫生保健专业人员共同研讨病人的问题；教育病人如何进行康复活动；帮助疾病康复期的病人达到最佳功能水平。

（四）减轻痛苦

减轻痛苦是护士掌握并运用护理知识和技能于临床护理实践中，帮助处于疾病状态的个体解除身心痛苦战胜疾病。这方面的实践活动包括帮助病人尽可能舒适地带病生活，提供必要的支持以帮助人们应对功能减退或丧失；对临终病人提供安慰和关怀照护，使其在生命的最后阶段能获得舒适，从而安详、有尊严地走完人生旅程。

二、护理学的范畴

（一）理论研究范畴

1. 护理学的研究对象　护理学研究的对象随学科的发展而不断变化。从研究局部病灶到整体的病人，从研究病人到健康的人，从研究个体的人到群体的人。

2. 护理学专业知识体系与理论架构　自 20 世纪 60 年代后，护理界开始致力于发展护理理论与概念模式，如 1961 年奥兰多（Orlando IJ）提出了科学的护理工作方法——护理程序，奥瑞姆提出了自理模式、纽曼提出了健康系统模式、罗伊提出了适应模式等。这些理论用于指导临床护理实践，对提高护理质量、改善护理服务起到了积极的作用。

3. 护理学与社会发展的关系　纵观护理学的发展史，社会对护理学的发展起着巨大的促进和推动

作用。随着社会的发展，护理的服务对象、服务范围以及目标均发生了巨大变化，如由于社会、医学科学的发展，老年人口增多、慢性病病人增加，使社区护理迅速发展，护理学从一门从属学科成为医学科学领域独立的学科。计算机的应用，使护理工作的效率得到提高，使护理管理自动化，护理专业网络化。

4. 护理交叉学科和分支学科的形成　护理学与自然科学、社会科学、人文科学等多学科相互渗透，在理论上相互借鉴，在技术上相互促进，在方法上相互启迪，形成了许多新的交叉学科和分支学科，如护理社会学、护理心理学、护理伦理学、口腔护理学、外科护理学等。随着社会和科学的发展与进步，护理学科必将进一步分化和发展，产生更多的交叉学科和分支学科，从而在更大范围内促进护理学科的发展。

（二）护理学的实践范畴

1. 临床护理　以病人为对象，其内容包括基础护理和专科护理。

（1）基础护理　是专科护理的基础，是指应用护理学的基本理论、基本知识和基本技能，结合病人的要求，来满足病人的基本需要。如饮食护理、排泄护理、病情观察等基本护理技能。

（2）专科护理　以护理学和相关学科理论为基础，结合临床各专科病人的特点和诊疗要求，为病人提供身心整体护理。如重症护理、急救护理、康复护理及各专科护理等。

2. 社区护理　社区护理的对象是一定范围内的居民和社会群体。通过社区卫生服务、心理卫生服务及与预防保健活动有关的活动等，直接对社区内的个体、家庭和群体进行护理，以改变人们对健康的态度，帮助人们拥有健康的生活方式，促进全民健康水平的提高。

3. 护理管理　通过运用现代管理学的理论和方法，对护理工作的诸多要素——人、财、物、时间、信息进行科学的计划、组织、指挥、协调和控制，以培养护理人员良好的护理品质，提高护理工作的效率，提高护理工作质量，为病人提供完善、优质的服务。

4. 护理教育　以护理学和教育学理论为基础，适应现代医学模式和护理学发展的需要，以满足现代护理工作的需求为目标。护理教育一般分为基础护理教育、毕业后护理教育和继续护理教育。基础护理教育包括中专教育、大专教育和本科教育；毕业后护理教育包括规范化培训、研究生教育；继续护理教育是对从事实践工作的护理人员，提供学习新理论、新知识、新技术为目的的终生性在职教育。

5. 护理科研　用科学的方法探索未知，回答和解决护理领域的问题，直接或间接地指导护理实践的过程。运用观察、科学实验、调查分析等方法揭示护理学的内在规律，促进护理理论、知识、技能和管理模式的更新。

三、护理工作方式

护理工作方式是指在护理实践过程中，护理人员的组织形式和工作任务的分配方式。常用的护理工作方式包括以下五种。

（一）个案护理

个案护理是指由专人负责实施个体化护理，即一名护理人员负责一位病人全部护理的工作方式。护士负责完成其全部护理内容，责任明确，能掌握病人全面情况，及时发现并满足病人需要。这种方式主要用于病情严重、病情变化较快、护理服务需要量较大，需要24小时监护的病人，如重症监护治疗病房（ICU）、冠心病监护治疗病房（CCU）等护理单元的病人及多器官功能障碍、器官移植、大手术后或危重抢救的病人等。但对护士要求较高，耗费人力，不适合所有病人的护理。

（二）功能制护理

功能制护理是一种以疾病为中心的护理模式，以完成各项医嘱和常规的基础护理为主要工作内容，将日常工作任务依工作性质机械地分配给护理人员，护士被分为“巡回护士”“治疗护士”“办公室护士”“生活护理护士”等班次来完成护理服务。这是一种流水作业的工作方法，护士分工明确，易于组织管理，节省人力；以完成医嘱和执行常规为主要工作内容，以工作内容为中心分配其任务。但护士工作机械，与病人交流少，较少考虑病人心理、社会需求，对病人的全面情况也难以掌握。

（三）小组护理

小组护理是以分组护理的方式对病人进行整体护理。护士分为小组进行护理活动，一般每个护理组（3～5位护士）分管一组病人（10～20位）。小组成员由不同级别的护理人员构成，组长制定护理计划和措施，由其他成员共同合作完成病人的护理。此方法的优点是：各级护士各负其责，病房护理小组的成员可以同心协力，有较好的工作气氛；护理工作有计划、有步骤地进行，有条理性；新护士分配到病房工作时不至于因不熟悉而引起情绪紧张。此方法的缺点是：由于每个护理人员没有确定的护理对象，会影响护理人员的责任心；整个小组的护理工作质量受到小组长的能力、水平和经验的影响较大；也可能因对病人护理过程的不连续以及护理人员交替过程中的脱节，而影响护理质量。

（四）责任制护理

责任制护理是以疾病为中心的护理转向了以病人为中心的护理，由责任护士和辅助护士按照护理程序的工作方法对病人实施整体护理。要求责任护士从病人入院到出院均实行8小时在班、24小时负责。由责任护士评估病人情况、制定护理计划、实施护理措施及评价护理效果，辅助护士按责任护士的计划实施护理。使护士增强了责任感，真正把病人作为“我的病人”，能以病人为中心，掌握病人的全面情况。病人增加了安全感，具有护士是“我的护士”的归属感，使护患关系更加密切了。但这种护理方式文字记录书写任务多，人员需要也多，要求对病人24小时负责难以实现。

（五）系统化整体护理

系统化整体护理是在责任制护理基础上护理方式的进一步丰富和完善。是一种以病人为中心，视病人为生物、心理、社会多因素构成的开放性有机整体，根据病人的需求和特点，为病人提供生理、心理、社会等全面的帮助和照护，以解决病人现存或潜在的健康问题，达到恢复和增进健康的目标的护理观和护理实践活动。系统化整体护理的工作特点是从本质上摒弃医嘱和常规的被动局面，护士的主动性、积极性和潜能得到充分发挥；护士运用评判性思维、创造性思维，科学地确认问题和解决问题，护士不再是被动地执行医嘱和盲目地完成护理操作，代之以全面评估、科学决策、系统实施、和谐沟通、客观评价的主动调控过程，为病人提供优质的护理服务，充分显示了护理专业的独立性和护士的自身价值。然而此种工作方式需要较多的护士，并且对护士的知识架构有着较高的要求。

以上各种护理工作方式是有继承性的，新的工作方式是在原有工作方式基础上的改进和提高。每一种护理工作方式，在护理学的发展历程中都起着重要作用。

第三节　护理学的基本概念

PPT

任何一门学科均以独特的知识体系作为实践的基础和指导，每一个专业均建立在一定的理论基础之上，而理论则由相关的概念来表述。在护理学中，人、健康、环境和护理是影响和决定护理实践的四个最基本的概念。

一、人

人是护理实践的核心，一切护理活动都是围绕人的健康而进行的。护理学研究和服务的对象是人，包括个体的人和群体的人。对人的认识是护理理论、护理实践的核心和基础。

（一）人是一个统一的整体

人不仅是一个由各种器官、系统组成的受自然和生物学规律支配的生物有机体，更是一个有意识、有思维、有情感、有复杂的心理活动、有创造性的社会人。因此，人具有生物和社会的双重属性，是由生理、心理、社会、精神、文化等要素组成的统一整体。构成人统一整体的各个要素之间相互作用、相互影响，其中任何一个要素的功能变化均可在一定程度上引起其他要素功能的变化，从而对整体造成影响，而整体各个要素功能的正常运转，又能有力地促进人体整体功能的最大限度发挥，使人获得最佳的健康状态。

（二）人是一个开放的系统

开放系统是指不断与周围环境相互作用，进行物质、能量和信息交换的系统。人作为自然系统中的一个子系统，不断与环境进行着物质、能量、信息的交换，同时，在自身内部各系统间也不停地进行着物质、能量、信息的交换，故人是一个开放的系统。人的基本目标是维持人体内外环境的协调和平衡，护理的主要功能就是帮助个体调整其内环境，去适应外环境的不断变化，以获得并维持身心的平衡及健康状态。

（三）人的基本需求

人的基本需求是指个体为了维持身心平衡及求得生存、成长与发展，在生理和心理上的最低限度的需求。美国心理学家马斯洛（Maslow AH）将人的基本需要分为五个层次：生理需要、安全需要、爱与归属的需要、尊重的需要和自我实现的需要。当人的需要得到满足时，个体就处于一种相对平衡的健康状态，反之个体就会因失衡影响其生理功能或导致疾病。护理人员应满足护理对象的基本需要，使其处于最佳身心状态。

（四）护理学中人的范围

随着护理学科的发展，其专业服务对象与服务范畴都在不断地扩展，护理服务对象已从单纯的病人扩大到了健康的人。护理服务范畴扩展到了个体、家庭、社区和社会四个层面。护理的最终目标不仅是维持和促进个人高水平的健康，更重要的应是面向家庭和社区，最终达到提高整个人类社会健康水平的目标。

二、健康

（一）健康的概念

健康是个不断变化的概念，在不同时期、不同文化背景及不同的价值观的影响下，人们对健康有不同的理解和认识。传统的健康观是“无病即健康”，现代人的健康观是整体健康。WHO 在 1948 年给健康下的定义是：“健康不但是没有疾病和身体缺陷，还要有完整的生理、心理状况与良好的社会适应能力。”

1990 年，世界卫生组织（WHO）关于健康的概念又有了新的发展，把道德修养纳入了健康的范畴，提出了新概念，即“健康不仅是没有疾病，而且包括躯体健康、心理健康、社会适应良好和道德健康”。健康不再是单纯的生理上的病痛与伤残，它涵盖了生理、心理、社会及道德健康。这一定义反映了人们对健康的认识已逐步超越生物医学模式的界限，并促进了生物—心理—社会医学模式的形成，也给现代护理学的理论和实践发展带来了深远的影响。

（二）健康与疾病的关系

健康和疾病是一对矛盾的两个方面，在一定条件下，两者可以相互转化。现在大多数观点认为健康和疾病在个体身上并存，即一个人可能在生理、心理、社会的某方面处于低水平的健康甚至疾病状态，但其他方面是健康的，如身残志坚，即一个人可将自己的各方面进行调整，扬长避短，达到自身健康的良好状态，并充分发挥潜能，同样为人类、社会作出贡献。此外，健康和疾病之间很难找到明显的界限，存在过渡形式，是动态的，不是绝对的，一个人的健康状况与人体本身的防御机能及有害因素对人体的影响密切相关，在一定条件下可以相互转化。

三、环境

人类赖以生存的周围一切事物称为环境。分为内环境（包括生理环境和心理环境）和外环境（包括社会环境和自然环境）。

（一）人的内环境

内环境是指人体细胞所处的环境，包括人的生理和心理两个方面。生理方面主要指人体的各个系统，如呼吸系统、消化系统等。心理方面则是指由于个体的先天遗传和后天成长环境相互作用形成的心理状态。

（二）人的外环境

外环境是指人体所处的环境，包括自然环境和社会环境。自然环境是指人类周围由阳光、空气、水、土壤及其他生物等因素组成的客观物质条件。社会环境是指人类在生活、生产和社会交往活动中形成的由政治、经济、文化、医疗保健服务以及生活方式等因素构成的各种关系和条件。

（三）环境与人相互依存、相互作用

环境与人息息相关、相互依存、相互作用，任何人都无法脱离环境而生存。随着现代社会高科技的发明和利用，人类对环境的开发、利用和控制能力大大提高。与此同时，资源的过度开发、生态失衡、空气与水污染、噪声污染、化学制剂的滥用等对人的健康造成了损害。在人类所患疾病当中，不少与环境中的致病因素有关。保护和改善环境是人类为生存和健康而奋斗的主要目标，早在19世纪南丁格尔就提出了护理与环境的关系是密不可分的。因此，护理人员应掌握有关环境与健康的知识，为服务对象创造良好的休养环境以恢复和增进健康，并广泛宣传，做好环境保护的卫士。

四、护理

人们对护理的认识随着医学模式的发展以及社会所赋予护理的任务而不断变化。

1859年南丁格尔提出“护理的独特功能在于协助病人置身于自然而良好的环境下，恢复身心健康。”

1966年美国护理学家弗吉尼亚·韩德森指出“护理的独特功能是协助个体（患病者或健康人）执行各项有利于健康或恢复健康（或安详死去）的活动。这些活动，在个人拥有体力、意愿与知识时，是可以独立完成的，护理也就是协助个人尽早不必依靠他人来执行这些活动”。

美国护士协会在1980年提出：“护理是诊断和处理人类对现存的和潜在的健康问题的反应。”这个定义的内涵：①明确提出护理学是研究人类对“健康问题”的“反应”，限定了护理学是为人的健康服务的一门科学；②明确指出护理重视的是人类对健康问题的“反应”，而不是健康和疾病本身，这就明确了医疗专业和护理专业之间的区别；③人类对健康问题的反应是多方面的，包括生理、心理、情感、社会等方面的反应，它是发生在整体人的身上，因此确定了护理的对象不是单纯的疾病，而是整体的人；④护理的任务是“诊断”和“处理”人类对健康问题的反应，因此，护士必须掌握护理程序这一工作方法。这个定义突出了护理的独立性和专业性，护理贯穿于人的整个生命过程。护士运用护理程

序的科学方法来实现“促进健康、预防疾病、恢复健康、减轻痛苦”这四项基本职责，帮助生活在各种环境中的人与环境保持平衡，满足人的基本需求。

想一想

如何理解护理学四个基本概念之间的关系？

答案解析

目标检测

答案解析

1. 中国第一所护士学校建立于
   A. 1860 年　B. 1888 年　C. 1909 年　D. 1920 年　E. 1898 年
2. 我国近代护理事业的兴起是在
   A. 解放战争时期　B. 抗日战争时期
   C. 五四运动前后　D. 土地革命时期
   E. 鸦片战争时期
3. 《中华人民共和国护士管理办法》开始施行于
   A. 1860 年　B. 1888 年　C. 1995 年　D. 1993 年　E. 1898 年
4. 护理学是医学领域里一门
   A. 行为科学　B. 社会科学　C. 人文科学　D. 自然科学　E. 综合应用科学
5. 以病人为中心的护理阶段
   A. 应用巫术以减轻病痛　B. 护理仅限制于简单的生活照顾
   C. 护理工作已消除病灶为目的　D. 对病人进行整体护理
   E. 对人的生命全过程提供护理
6. 护士长安排护士对病人进行 24 小时监护，此种工作方式属于
   A. 责任制护理　B. 个案护理
   C. 功能制护理　D. 小组护理
   E. 综合护理

书网融合……

重点回顾　微课　习题

第二章 健康与疾病

学习目标

知识目标：

1. 掌握 健康的概念；健康促进的概念；影响健康的因素；提高生存质量的护理决策；疾病的三级预防；健康教育原则、方法和程序。

2. 熟悉 疾病的概念；疾病对个体、家庭和社会的影响；健康促进策略；促进健康的相关护理活动；护士在健康教育中的作用；健康教育的内容。

3. 了解 健康与疾病的关系；健康教育的概念和意义。

技能目标：

具备对服务对象实施健康教育的能力。

素质目标：

热爱护理专业，具有高度的责任感、爱心与耐心。

导学情景

情景描述： 王奶奶，76岁，平时喜欢高盐饮食。前几日因生活琐事与老伴怄气导致血压升高，晕倒后老伴及其子女及时拨打120将其送至医院，护士小李热情接待王奶奶并询问她："奶奶，您现在感觉怎么样"？王奶奶回复："没什么大事，我这高血压都十几年了，平时吃点药就好了"。子女说："我们希望母亲身体平稳，可又不知道怎么做才好"。

情景分析： 随着生活方式及疾病谱的变化，慢性疾病的发生率越来越高，护士要紧跟时代步伐，掌握健康与疾病、健康促进及健康教育相关知识，对服务对象进行健康宣教。

讨论： 请分析影响王奶奶健康的因素，如何采取适当的方法对王奶奶进行健康教育？

学前导语： 健康和疾病是人生命过程的自然表现，护理的基本任务是减轻痛苦、预防疾病、恢复健康、促进健康。因此，护士要深入研究学习健康和疾病的相关问题，采取有效的护理策略，促进服务对象保持最佳的健康状态。

健康与疾病是医学科学两个最基本的概念，同时也是人类社会一直讨论的话题，是人类生命活动本质状态和质量的一种反映。健康与疾病既是社会学的问题，也是护理领域研究的问题。护理以促进健康、预防疾病、恢复健康及减轻痛苦为目标，并为个体、家庭和社区代言。从护理学角度探讨健康与疾病的相关内容，对于丰富护理理论、丰富护理实践和深化护理研究具有重要意义。

第一节 健 康

PPT

一、健康的概述

健康的概念会随着社会经济、医疗状况的变化而不断发展演变。不同时期健康的概念也随之不同，大体经历了以下几个阶段。

1. 古代健康观　朴素的中国古代医学将人体分为阴阳两部分，认为阴阳协调平衡就是健康。西方医学认为，生命由土、气、水、火四元素组成，这些元素平衡即为健康。

2. 近代健康观

（1）健康即没有躯体疾病　该观点认为只要人的生理状态完好、精力充沛、具备较好的劳动效能状态就是健康。但是这种观点忽视了除生理以外的其他因素，比如心理健康、社会环境等，存在一定的片面性。

（2）健康是人体正常的功能活动　即健康是机体各部位功能的正常发挥。此定义抓住了健康的重要特征，但忽视了人体精神心理方面的作用和影响。

（3）健康即具有良好的生理和心理状态　随着社会的发展变化，人们发现心理因素对健康的影响也很大，因此指出健康不仅指生理健康，也包括心理健康，进一步深化了对健康的认识，但是忽略了人的社会适应性，存在一定的局限性。

3. 现代健康观　健康即具有完整的生理、心理状况以及良好的社会适应能力。

世界卫生组织（WHO）在 1948 年提出：健康不仅指没有躯体疾病和躯体缺陷，还包括完整的生理、心理状态和良好的社会适应能力。这一定义进一步扩展了健康的概念，将人们的健康与社会适应情况相结合，即将健康放入人类社会的广阔背景中，可见健康不仅是医务工作者的目标，也是国家和社会的责任。

WHO 在 1990 年对健康的概念又做了进一步的扩展，指出健康不仅指没有躯体疾病，还包括心理健康、良好的社会适应能力以及道德健康。道德健康是指用社会规范来严格要求自己，为人类社会贡献自己的力量。强调通过社会公共道德维护人们的健康，每个社会成员不仅要为自己的健康负责，也要为社会的健康承担相应的责任。

二、影响健康的因素 微课

人们生活在自然环境和社会环境中，其健康自然受到多种复杂因素的影响，其中有些因素是可以控制的，而有些因素则是难以控制的。一般影响健康的因素包括：生物因素、环境因素、心理因素、行为与生活方式、卫生保健服务体系。

1. 生物因素

（1）生物性致病因素　主要是指病原微生物引起的传染病、寄生虫病和感染性疾病。

20 世纪中期之前，威胁人类生命的主要原因之一就是各种病原微生物引起的传染病。目前，尽管现代医学已找到了控制此类疾病的方法，如预防接种、合理使用抗生素等，但病原微生物的危害依然存在，依然是危害我国人民健康的主要因素。

（2）遗传因素　遗传性疾病对人类健康的影响不可忽视，许多疾病目前还没有有效的根治方法，给家庭、伦理、道德、法制和医疗康复带来很大的难题。某些疾病如高血压、糖尿病、肿瘤等有较大的家族遗传倾向。随着基因技术和诊疗水平的提高，人类在遗传性疾病的早期筛查和干预方面有了一定的进展。

（3）种族　一些疾病会表现为种族的易感性，如亚洲人由于饮食和生活习惯的不同，骨质疏松症的发生率高于欧洲人。另外，不同疾病在不同种族中发病率也是不一样的，如乳腺癌、前列腺癌在黑人中的发病率高于白种人，而皮肤癌、阿尔茨海默病则多发生于白种人。

（4）年龄　在不同的年龄阶段，人们所患疾病的种类也是不一样的。新生儿由于各系统尚未发育成熟，免疫力较低，容易患感染性疾病。婴幼儿则容易发生意外性跌倒和受伤。中老年人由于饮食及生活习惯的不同容易发生高血压、冠心病等慢性病。

(5) 性别　性别也会影响疾病的发生，如女性容易发生骨质疏松、系统性红斑狼疮、甲状腺疾病，而胃溃疡、血栓闭塞性脉管炎则多见于男性，成年女性患抑郁症的概率是男性的两倍，男性更容易患自闭症和精神分裂症。

2. 环境因素　包括自然环境和社会环境两个方面。人是一个开放系统，不断与外界环境之间进行物质、能量、信息的交换。

(1) 自然环境　对人的影响是最具根本性的。自然环境因素包括阳光、空气、水、土壤、气候和动植物等，是人类生存和发展的重要物质基础。存在于空气、水、土壤中的某些致病微生物或某些生物可直接导致人类患某种疾病或受伤，如大气中的烟尘、雾霾等会刺激上呼吸道黏膜表层的迷走神经末梢，引起支气管反射性的收缩和痉挛、咳嗽、打喷嚏等；当饮用含高浓度氟的水时，过量的氟就会给机体带来严重的健康损害，如氟骨症和氟斑牙。

(2) 社会环境　包括政治制度、法律、经济状况、文化教育、科技发展、人文、风俗习惯等，有些社会环境可以促进人们的健康，而有些社会环境则会危害人们的健康，如和平的社会环境会促进人们健康的发展，而战争则会引起伤亡。

护爱生命

疟疾是经蚊子叮咬或输入带疟原虫者的血液而感染疟原虫所引起的虫媒传染病。据世界卫生组织统计，每年有32亿人处于罹患疟疾的风险之中，约出现1.98亿例疟疾病例。屠呦呦带领团队研究发现的以青蒿素类药物为主的联合疗法，是当前治疗疟疾最有效、最重要的手段，解决了影响人类的健康难题。2015年10月5日，屠呦呦获2015年诺贝尔生理学或医学奖，这是中国科学家首次获得诺贝尔科学奖，是中国医学界迄今为止获得的最高奖项。

屠呦呦带领团队发现青蒿素的历程异常艰辛，其中包括收集整理中医药典籍、走访名老中医，汇集六百多种治疗疟疾的中药单秘验方，多次改进提取工艺，富集青蒿的抗疟成分，最终于1972年分离提取了青蒿素。屠呦呦及其团队担负着国家的责任和使命，体现了治病救人、造福人类的高度责任感，体现了埋头苦干、锲而不舍的科学精神，体现了创实事求是、坚持真理的执着态度。

3. 心理因素　《黄帝内经》曾有“喜伤心、怒伤肝、思伤脾、忧伤肺、恐伤肾”的说法，这说明人类从很早就认识到了情绪对人体健康的影响，也说明心理因素是通过情绪作用于机体，从而影响人的健康。人们的情绪情感会对神经系统产生影响，从而作用于人体的组织器官，引起机体一系列的生理反应，比如血压升高、心率加快、呼吸加快等。良好的情绪有利于促进健康的发展。所以，在照护病人的过程中，不仅要关注病人的生理状况，也要关注病人的心理状况。

4. 行为与生活方式　是指人们长期受一定文化、民族、经济、社会、风俗、规范，尤其是家庭影响而形成的一系列行为方式。研究发现，良好的生活方式如规律作息、科学饮食、适当锻炼等可以使人们保持良好的健康状态，而不良的生活方式如吸烟、酗酒、熬夜等则会损害人们的健康。世界卫生组织提出影响人类健康的因素中，行为与生活方式占60%，遗传占15%，社会因素占10%，医学因素占8%，气候因素占7%，因此应大力提倡良好的生活习惯。

5. 卫生保健服务体系　是指医疗卫生机构和医务人员为防治疾病、促进健康，运用卫生资源，采取专业技术手段向个体、社区提供相应的医疗服务。医疗卫生系统若存在医疗资源分配不合理、医疗保健制度不完善等，都会损害人们的健康。所以应大力推进医疗卫生体系的改革，合理分配医疗资源，完善医疗保健制度，保障人们的健康。

三、提高生存质量的护理策略

随着社会经济的发展和医疗水平的提高，人类的平均寿命在延长、老龄化在加剧，疾病的构成也发生了很大变化，以往反映健康的指标已不适应新的变化。人们对健康的认识也有了进一步的提高，比如对于像恶性肿瘤这种不能根治的疾病，病人更愿意提高生命质量，而不是延长生命时间。正是在这种背景下，生存质量应运而生。

1. 生存质量的概念 生存质量（quality of life，QOL），也称生命质量，从社会学意义上讲，QOL的研究主要分为宏观和微观两个方面。宏观主要研究人口群体的生存质量，微观主要研究个体、家庭的生存质量。而在医学领域中，常把生存质量看作是在客观健康水平提高和主观健康观念更新的背景下应运而生的一套综合性评价健康水平的指标体系，不仅能全面反映人们的健康状况，而且能充分体现积极的健康观。

1993 年世界卫生组织指出“生存质量是个体在其所处的文化和风俗习惯背景下，由生存的标准、理想、追求的目标所决定的对其目前所处的社会地位及生存状况的认识和满意程度”。

看一看

生存质量与生活质量之间的区别

生活质量用来评价生活的优劣，通过提高发展追求的一致性和可靠性，满足人类需求，带来社会进步；生存质量是指根据一定的社会标准来衡量和评价个体生命的自然素质的质量状态，通过提高能力追求的一致性和可靠性，满足人类需求，带来社会进步。因此，追求生活质量就是追求发展，追求生存质量就是追求能力提高，提高生存质量是提高生活质量的前提。

2. 提高生存质量的护理决策

（1）生理领域 首先护理人员应该采取相应的措施减轻或消除病人的不适，如采用音乐疗法减轻疼痛、帮助病人摆放一个舒适的体位、协助服用止痛药等。其次，为了保证病人的睡眠，要保持周围环境的安静。最后，要协助病人满足其对饮食、水、排泄等方面的需要。

（2）心理领域 护理人员如果发现病人出现了心理问题，应该运用良好的沟通技巧，让病人说出自己的想法和感受，并帮助病人排解忧愁，树立自信心，保持乐观的心态。

（3）社会领域 为了促进病人的康复，病人家属及其重要的关系人对病人的帮助也很大，他们会从心理上、经济上及其他方面鼓励病人，应充分发挥社会支持系统的作用，给予病人支持和温暖，对病人进行身心两方面的护理。

第二节 疾 病

PPT

一、疾病的概述

在人类的生命长河中，疾病与健康是相反的，需要我们采取相关的措施来治疗疾病以及预防和延缓疾病的发生。护理的目标是维护健康、预防疾病、恢复健康和减轻痛苦。作为护理人员，不仅要从分子、细胞、组织、器官和系统等方面去了解疾病，还需要从家庭、社区、社会等层面去认识疾病，了解疾病对人们生理、心理以及精神层面的影响，从而帮助人们更好地预防疾病。

（一）古代疾病观

远古时期，由于生产力的落后以及认知的限制，人们认为疾病是鬼神的一种惩罚，需要用巫术应对。希波克拉底在公元前 5 世纪提出“体液学说”，认为疾病是人体内血液、黏液、黄疸汁、黑胆汁失衡所致。中国古代则提出疾病是阴阳失调所致，是原始朴素自然的疾病观。这些思想摒弃了封建迷信，把疾病的发生同人体的物质变化联系起来，有一定的进步性。

（二）近代疾病观

18～19世纪，西方医学得到了很大发展，有学者提出疾病是由于致病因子损伤了人体细胞所致，这个思想让疾病有了相对科学的定位。随着自然科学的进一步发展，人们对疾病的认识也在逐步加深。

（三）现代疾病观

现代疾病观认为人体是一个开放系统，人体内环境与外环境相互影响、相互作用。对于疾病的认识不再局限于患病局部，而是将人体细胞、组织、器官、系统以及人的心理、社会、精神等层面进行综合考虑。

综上所述，疾病是机体在内外因素的作用下引起的局部功能状态的改变，表现为损伤和抗损伤的过程。不仅指内环境的紊乱，也包括内环境与外环境之间的失衡。

二、疾病的影响

每个人都是家庭和社会的组成部分，如果个体发生了疾病，必然会对家庭乃至社会造成一定的影响，具体表现为以下几个方面。

（一）疾病对个体的影响

1. 生理变化 个体在患病后会出现各种不适，比如疼痛、呼吸困难、肢体偏瘫等，个体不适会影响其休息和睡眠，甚至影响生活和工作。护理人员在护理个体的过程中，要采取相应的护理措施减轻个体不适，促进其舒适。

2. 心理变化 个体患病后情绪会发生变化。一般来说，病情轻、病程短，对个体的心理状况影响相对来说较小；相反，病情重、病程长，对个体的心理状况影响就较大，个体可能会出现焦虑、震惊、否认、愤怒、抑郁等情绪，甚至还会出现自杀行为。所以护士在护理病人时期，不仅要关注其生理状况，也要关注其心理状况，并给予及时的疏导。

3. 自我概念变化 自我概念是指一个人对自己的看法，对自身的了解程度。当个体患病后，由于局部结构和功能的改变，其自我概念会发生变化，有的人会产生自我否定，不能正确认识自我，甚至走向极端如自杀等。因此，护士应正确引导病人，使其树立正确的自我概念。

4. 行为方式变化 个体患病后，一般会意识到疾病对身体的影响，于是通过改变行为方式来延缓疾病的发生或减轻疾病对身体的危害。如高血压的病人，会改变平时高盐饮食的习惯，改为低盐饮食。护士应该帮助病人改变不良的生活习惯，朝着健康的生活方式转变。

（二）疾病对家庭的影响

1. 家庭角色改变 个体患病后，其家庭角色会发生相应的变化。例如：母亲患有严重的疾病不能承担家庭角色，那么父亲就要承担起母亲的角色，若时间较长，父亲角色就容易疲惫不堪。

2. 家庭经济负担加重 个体患病后，家庭经济支出会增加，如果病人是家庭主要的收入来源，又没有医疗保障，则会使这个家庭雪上加霜。

3. 家庭成员的心理压力增加 个体患病后，家庭重担落在其他成员身上，这会增加他们的负担和压力。如果个体患有传染病或者绝症，则家庭成员心理压力会更大，经常出现情绪低落、悲观、无助等情绪。作为护士，不仅要关注病人的心理压力，也要关注其家属的心理压力，并给予安慰与鼓励。

（三）疾病对社会的影响

1. 对社会生产力的影响 个体患病后无法再继续从事原有的工作，这会降低社会的生产力。

2. 对社会经济的影响 患病个体的诊断、治疗和护理都要消耗一定的社会医疗资源，对经济的发展造成一定的影响。

3. 对社会健康状况的影响　一些疾病的出现会对整个社会的健康状况造成危害，如暴发的新型冠状病毒对人们的健康造成了严重的影响，如不采取相应的措施，则会造成疾病在人群中的传播，危害极大。护士除了做好人们的健康宣教外，也要严格做好隔离防护措施。

三、疾病的预防

在健康与疾病发生的任何阶段，都可以采取相关措施来预防、治疗疾病，促进康复。我们将这种涵盖预防、治疗和康复三个层面的措施称为三级预防。

（一）一级预防

一级预防又称为病因预防，是从病因源头上采取相关措施或改变行为方式预防疾病的发生，是一种积极有效的预防措施。措施包括合理膳食、适量运动、戒烟限酒、心理平衡等。

（二）二级预防

二级预防又称为临床前期预防，指的是疾病处于临床前期时就做好三早预防，即早期发现、早期诊断和早期治疗。措施包括健康体检、病例筛查、疾病普查等。二级预防不仅可以防止疾病的进一步发展，也有利于防止疾病在人群中蔓延。

（三）三级预防

三级预防又称为临床期预防，指的是采取积极有效的治疗、护理措施，促进病人康复，预防并发症和后遗症发生。例如病人偏瘫后，采取被动或主动锻炼促进康复。

四、健康与疾病的关系

健康与疾病是对立与统一的关系，健康不是绝对存在的，同样患病也并非完全失去健康。1970 年，生物统计学家蒋庆琅提出了“健康－疾病是连续相模式”。他认为健康和疾病都在一条线上，一端是最佳健康状态，一端是死亡。人的健康处在这条线上的某个点，来回波动。健康与疾病没有明显的界线（图 2－1）。

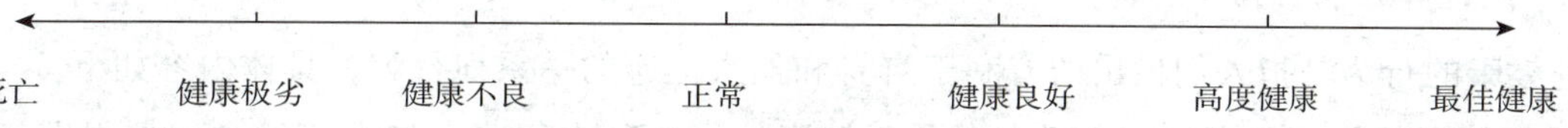

图 2－1　健康与疾病的关系

想一想

健康与疾病的关系对于护理工作有什么指导意义？

答案解析

第三节　健康促进

PPT

一、健康促进的概述

健康促进（health promotion）是健康教育的进一步发展与延伸。随着社会的进步、环境和生活方式的转变，健康促进的概念也在不断发展和变化中。关于健康促进的定义目前有以下几种。

美国联邦办公署在1979年提出“健康促进指的是健康教育或者有利于使个体和环境朝着健康方向转变的教育、环境支持等”。美国教育学家劳伦斯·格林认为健康促进是所有能促使行为和生活条件向有利于健康改变的教育与环境支持综合体。WHO提出“健康促进是促使人们维护和提高其自身健康的过程，是协调人类与环境之间的战略，规定个人与社会对健康各自所负的责任。”

健康促进以健康教育为先导，以个人和社会对健康的责任感为动力，以行政、经济、法律为保证，以自然和社会环境为后盾，强调个人和社会对健康所承担的责任。

二、健康促进的策略

1. 制订健康相关政策 世界卫生组织提出各级领导应该意识到他们制定的相关政策对健康产生的重要影响。这说明健康不仅是个人的责任，也是全社会的责任。健康促进的政策由多种多样且互为补充的政策、法律法规、财政等组成。

2. 创建支持性环境 世界卫生组织提出良好的支持性环境对于健康同等重要。与健康息息相关的自然环境、社会环境等，如果都有助于健康，才能营造一个良好的支持性环境。

3. 完善卫生服务设施 卫生相关部门应该采取积极措施完善卫生服务设施，扩大其服务职能和服务范围。

4. 充分发挥社区力量 健康相关促进工作是通过社区贯彻执行的。而社区的参与者是推动卫生保健计划执行的有力来源，我们要积极发动社区群众参与到健康工作中来。

5. 发挥个人力量 健康促进会给个人提供与健康相关的信息、健康教育以及提高生活水平的技能，从而促进个人和社会的发展。

三、促进健康的相关护理活动

健康相关行为是指与人们健康和疾病有关的行为，分为促进健康的行为和危害健康的行为。护士通过促进健康的相关活动，促进人们的健康，减少危害健康的行为。

（一）促进健康的行为

促进健康的行为是指人们做出的有利于自身和他人健康的一系列行为，具体内容如下。

1. 日常健康行为 是指日常生活中有利于健康的一些基本行为，如平衡饮食、加强锻炼、保证睡眠等。

2. 保健行为 个体合理利用卫生保健服务促进自身的健康，如定期体检、预防接种等。

3. 预警行为 是指预防事故的发生以及事故发生后积极的处理方式，如坐车系安全带、溺水之后的自救和他救等。

4. 戒除不良嗜好 个体应积极主动地改掉生活中不利于健康的行为，如吸烟、酗酒等。

（二）危害健康的行为

危害健康的行为是指偏离社会的健康期望，采取一些不利于健康的行为，具体内容如下。

1. 不良行为方式 很多不良的行为方式会对健康产生不利的影响，如吸烟、酗酒、高盐饮食、久坐不动等。这些行为方式会引发高血压、高血脂、心脑血管疾病等。

2. 遵医行为差 病人常表现为对疾病的恐惧、焦虑、不遵医嘱用药治疗、甚至自暴自弃、自杀等。

3. 违反社会规则的不良行为 个体吸毒、混乱的性行为等不仅会危害自身健康，也会对社会的健康造成影响。例如混乱的性行为可能导致意外怀孕、性传播疾病和艾滋病等。

（三）促进健康的护理活动

1. 生理方面　为了促进病人的康复，护士要做好生活护理，例如，叮嘱病人遵医嘱用止痛药以缓解疼痛；保证病房环境干净整洁，病人睡眠舒适；满足病人饮食、排泄等方面的需要。

2. 心理方面　护士需要学习一定的心理知识，运用良好的沟通技巧，对病人进行心理安慰与疏导。

3. 社会方面　护士要鼓励病人家属及其朋友经常看望和陪伴病人，让病人感觉到温暖和支持，促进其康复。

第四节　健康教育

PPT

一、健康教育的概述

（一）健康教育概念

健康教育（health education）是指通过一系列有计划、有组织、有系统、有评价的教育活动，使人们树立起健康意识，掌握相关卫生保健知识，改变不良的行为方式，提高人们的健康素养并减少影响健康的危险因素，从而达到预防疾病、恢复健康、提高生活水平的目的。

（二）健康教育的目的及意义

1. 实现初级卫生保健的首要目标　1978 年 9 月 WHO 在阿拉木图召开国际初级卫生保健大会并提出“2000 年人人享有卫生保健”的口号，同时提到了八项基本任务，其中健康教育列首位，可见健康教育是实现初级卫生保健的首要目标。

2. 健康教育可以减少医疗费用的支出　现如今，许多慢性疾病如心脑血管疾病、肿瘤等严重威胁着人类的健康，这些疾病的发生与人们的不良行为方式有关。因此，改变不良的行为方式，如吸烟酗酒、熬夜等至关重要，它可以有效地降低疾病的发病率和死亡率，减少医疗费用的支出。

3. 健康教育有助于提高护理服务水平　护士通过健康教育将科普知识传授给病人，促进病人的康复，而且良好的沟通方式也会改善护患之间的关系，从而提高病人的满意度，提高护理服务质量。实施健康教育也有利于促进医院持续性发展，是现代护理的重要组成部分。

4. 健康教育促进精神文明建设　健康教育是建设社会主义精神文明的重要组成部分。目前我国很多偏僻地区仍然存在着封建迷信思想，这种思想使人们生病后不去医院接受治疗而是寻求巫术的庇护，严重影响着人们的健康。而健康教育可以使群众掌握科学知识，自觉破除封建迷信思想，切实加强精神文明建设。

（三）护士在健康教育中的作用

1. 告知服务对象健康相关信息　护士应该根据人们的需求和特点有针对性地提供健康相关信息，从而帮助人们预防疾病、促进健康，提高生命质量。

2. 帮助服务对象认识影响健康的因素　影响健康的因素有很多，包括自然因素和社会因素等，护士应该帮助人们认识到危害健康的因素，及时改变不良的生活习惯，根据人群的具体情况，有针对性地帮助人们改善生活，保持健康的生活方式，爱护环境，提高人群的健康素质。

3. 帮助服务对象识别健康问题　护士通过有目的，有计划地全面评估服务对象，帮助服务对象识别现存的或潜在的健康问题，然后通过健康教育，帮助服务对象解决问题，恢复和促进健康。

4. 帮助服务对象形成健康的行为　护士可以教会服务对象相关的卫生保健知识和技能，从而帮助他们形成健康的行为，如教会妇女乳房自我检查的方法、为老年人举办健康生活讲座等。

5. 加强健康教育方面的研究 健康教育是一门新兴的学科，需要医护人员不断完善和发展。护士可以针对不同群体、不同职业、不同地域等开展健康教育相关研究，如针对城市、农村、学校等不同地区开展健康教育的研究；针对儿童、青壮年、老年人等不同人生阶段开展健康教育研究等。

二、健康教育的原则

（一）科学性原则

科学性是健康教育最基本的原则。护士为服务对象进行健康教育之前，需要通过循证寻找最新的最佳的证据，并保证技能方法正确，及时摒弃陈旧的内容。

（二）针对性原则

服务的对象由于年龄、性别、职业等方面的差异，对健康的需求、接受能力也是不一样的。护士在进行健康教育之前，应该全面了解服务对象的特点，制定有针对性的护理计划，采取服务对象易于接受的方法进行健康教育。例如老年人由于听力、记忆力下降，对于新知识的接受能力也在下降，护士进行健康教育时，应该做好知识的强化和重复，也可以将健康宣教内容做成小册子，方便老年人多次阅读。

（三）学习循序渐进的原则

服务对象的学习能力、思维、接受能力等都是不一样的，应该根据不同的人群特点制定健康教育计划，遵循由简到繁、由浅入深、从具体到抽象的规律。学习是一个循序渐进的过程，教育活动的安排应该环环相扣，逐渐达到预期的学习目标。

（四）通俗性原则

对服务对象进行健康教育时，应尽量采取通俗易懂的方式进行，避免使用医学术语。如针对文化水平较低的人群，可以采用当地的俗语进行宣教，这样有助于人们更好地理解内容，提高学习的兴趣。针对儿童，可以利用形象的视频或者图片进行宣教，这样有利于提高儿童的兴趣，从而激发他们主动去学习。

（五）可行性原则

健康教育的目的是让服务对象产生自觉的健康行为，而服务对象的行为又与当地的经济、社会、文化等密切相关，所以对服务对象进行健康教育时，一定要充分考虑以上因素，确保实现健康教育目标。

（六）合作性、参与性原则

健康教育需要个人、家庭、社区、卫生专业人员、卫生服务机构和政府共同承担健康促进的责任；健康教育过程中，需要服务对象、教育者及其他健康服务者共同参与，也需要父母、子女、同事、朋友等支持系统共同参与合作。

（七）直观性、多样化原则

在健康教育的过程中，可以充分利用视频、动画、图片、音响等现代手段来提高受教育者的学习兴趣，从而帮助他们更好地去理解和形成健康行为。

（八）行政性原则

政府部门的领导与支持是开展健康教育活动最重要的力量，开展健康教育活动也应包含在整个医疗卫生计划内。医疗卫生部门应有专门的人员负责组织和协调健康教育，所需经费及人力、物力也应该有统一的安排。

练一练

健康教育最基本的原则是

A. 科学性原则　　B. 针对性原则

C. 学习循序渐进的原则　　D. 通俗性原则

E. 可行性原则

答案解析

三、健康教育的内容

我国健康教育与健康促进工作规划纲要（2005—2010年）指出健康教育的内容包括：①建立和完善适应社会发展的健康教育工作体系；②做好重大疾病和突发公共卫生事件的健康教育；③广泛开展农村健康教育；④深入开展城市社区的健康教育；⑤以学校、医院、工矿企业和公共场所为重点，开展各类场所的健康教育工作；⑥重点人群的健康教育；⑦控制烟草危害与成瘾行为。

（一）社区健康教育

1. 健康观念

（1）健康意识教育　健康意识是人们对健康的看法和态度。健康意识教育内容包含：现代健康概念，健康对人类生存和发展的意义，个人、家庭、社区、政府对维护健康承担的责任意识等。

（2）相关卫生法律法规　改革开放以来，我国相继颁布并普及《中华人民共和国食品卫生法》《中华人民共和国环境保护法》《中华人民共和国传染病防治法》《公共场所卫生管理条例》《侵权责任法》等法律法规，这有助于提高人们的卫生法制观念，有利于社区卫生管理、环境管理和精神文明建设。

2. 健康知识

（1）身体保健知识　人体各部分的结构和功能，如胃的位置位于腹腔左上方，心脏下方，大部分在左季肋部，小部分在上腹部。平时要注重规律饮食，避免辛辣食物对胃的刺激。

（2）疾病防治知识　许多慢性病，如高血压、糖尿病、癌症等的预防、治疗、护理和康复知识；各种急性传染病的预防、隔离、消毒、疫情报告等知识；各系统常见病、多发病的预防、治疗和护理知识；家庭常见问题的急救与护理等。

（3）生活卫生知识　家庭饮食与营养卫生；家庭常用药的服用方法、保管方法等；体温计、血压计、血糖仪的使用、保管方法；苍蝇、老鼠、蚊子、臭虫、蟑螂等害虫的防治；日常生活卫生常识。

（4）心理卫生知识　如何调节自己的情绪，维持心态平衡；如何消除紧张、焦虑情绪；如何处理各种家庭关系，如父母与子女关系、婆媳关系、同事之间的关系等；心理状态与健康和疾病的关系；如何教育独生子女等。

（5）安全教育　死亡和伤残的主要原因有自杀、溺水、交通事故、煤气中毒等，因此在对社区居民进行安全教育时，要指导居民提高自我防护意识，降低和防止意外事故的发生。

（6）中老年保健知识教育　中老年人作息、饮食、运动等方面的保健知识；中老年人的心理保健知识；中老年人常见病的预防、治疗和护理知识等。

（7）生殖健康教育　女性经期、孕产期、哺乳期的保健知识；生殖卫生、计划生育、优生优育等知识；妇科常见病的防治知识等。

（8）环境保护知识教育　环境是影响健康非常重要的原因之一，如空气污染会刺激呼吸道，从而引发咳嗽、呼吸困难等症状，因此，保护环境迫在眉睫。

（9）卫生服务指南　主动了解并自觉利用社区卫生服务和医疗卫生防疫机构提供的卫生服务，主动参与健康普查、健康咨询、健康教育、健康促进活动；主动接受预防接种；有病及时就医；遵从医嘱、坚持治疗等。

3. 健康行为　个体行为和群体行为都属于健康行为，如规律作息、戒烟限酒、坚持锻炼、不随地吐痰等。

（二）医院健康教育

1. 各种流行病的防治知识

（1）法定传染病的防治知识　要知道传染源、传播途径、易感人群等知识；疫情出现后，及时报告、隔离、消毒、护理、治疗等有关知识。

（2）非传染性疾病的防治知识　如冠心病、高血压、脑血管病、肿瘤、糖尿病等疾病的预防、治疗、康复等方面的知识。

2. 一般卫生知识的宣传教育

（1）常见病的防治知识　包括内科、外科、妇产科、儿科、眼科、肿瘤科、皮肤科等常见病的防治知识。

（2）各种仪器的治疗知识　如放射线、红外线、激光等治疗方法的适应证、禁忌证、注意事项等内容。

（3）实验室检查、各项检查知识　如血、尿、粪三大常规，各种血液生化功能检查，X线检查，心电图、B超、胃镜、膀胱镜、CT、磁共振检查等，让病人知晓检查的目的、方法、注意事项等。

（4）合理用药知识　常见药物的适应证、禁忌证、用法、剂量、副作用、注意事项等；中药的用法、煎制法、适应证、禁忌证等；遵医嘱用药的重要性等。

（5）就诊知识　如门诊挂号、住院手续、医院科室分布及医院各项规章制度等。

（6）日常生活中饮食起居方面的卫生知识　如不同疾病病人及其家庭成员在接受治疗和康复过程中的注意事项等。

3. 心理卫生和心理治疗知识

（1）要让病人以正确的态度对待疾病，帮助病人树立信心，促进其康复。

（2）给予病人家属及其陪护人员鼓励和安慰，教育他们在精神上给病人支持和鼓励，避免恶性刺激。

（3）病人的心理特点各不相同，我们应该根据病人的特点，介绍相关疾病的防治知识和自我心理保健方法，消除心理异常和心理负担，提高自我保健能力。

（4）常见心理治疗方法的应用。

4. 行为干预　根据病人的疾病特点和健康问题，分析其产生这种疾病的个人行为因素，指导其进行行为矫正和行为干预。行为指导是通过语言、文字、声像等材料和具体的示范指导，帮助受教育者形成科学的行为方式。行为矫正是通过训练、强化、脱敏、厌恶疗法等方式，矫正不良行为习惯，建立新的健康行为模式。

（三）农村健康教育

我国政府卫生工作的中心任务和健康教育的目标之一是广泛开展农村健康教育与健康促进，积极推进“全国亿万农民健康促进行动”。通过多种渠道为农民送医药、送知识。加强农村流动人口和乡镇企业工人就业前健康教育培训。结合农村生态文明村镇建设，大力普及农村改水、改厕知识和技术，改善农村饮水和环境卫生状况。

（四）学校的健康教育

《学校卫生工作条例》规定城乡各类学校要开设健康教育课，开展多种多样的健康教育活动，形成良好的健康行为，重点做好心理健康、戒烟、保护环境、远离毒品、预防艾滋病、意外伤害等工作。在各类学校中开展健康促进学校创建活动。

四、健康教育的方法

（一）专题讲座法

1. 定义 专题讲座法是指讲授者就某个健康问题通过课堂讲座形式将知识传递给学习者的方法。这是最常用的健康教育方式。它可以帮助学习者了解健康相关知识，为学习者观念、态度和行为的转变打下基础。

2. 适用范围 专题讲座法的优点是能在有限的时间内将丰富的知识传递给学习者，组织简单，适用于各种大小团体。缺点是学习者较多时，讲授者不能充分掌握学习者对讲授内容的反应，无法与学习者进行良好的互动，也不利于学习者主动学习。

3. 注意事项

（1）讲授之前，讲授者应该提前了解学习者的文化水平、接受能力、人数等，有针对性地进行备课。

（2）注意授课环境的布置，如教具、灯光、通风等，尽量提供一个温湿度适宜、安静、明亮的学习环境。

（3）讲授者应具备较好的专业知识和授课能力，时间一般以 30～60 分钟为宜，以保持学习者的注意力。

（4）讲授过程中注意语言要通俗易懂，重难点突出，注意讲授的逻辑性，可以搭配视频、图片等帮助理解；讲授一些原则和概念时确保正确无误。

（5）讲授者应注意调动学习者的学习兴趣，通过提问等方式了解学习者对知识的掌握程度；演讲结束后鼓励听众发问，形成双向沟通。

（二）讨论法

1. 定义 讨论法是指就学习者提出共同问题，通过小组或团体形式进行经验的交流与分享，期间大家可以各抒己见，分享自己的观点。讨论的过程以学习者为主体，大家对某一问题根据自己的经验及判断提出看法或意见，从中分享知识经验，有利于提高学习兴趣，加深对问题的认识及了解，促进态度和行为的改变。

2. 适用范围 讨论法适用于 5～20 人以内的多种内容的教学。缺点是小组的组织及讨论比较浪费时间，如果引导、控制不好，可能会出现有人过于主动，有人过于被动，甚至离题的现象。

3. 注意事项

（1）小组讨论人数以 8～15 人为宜，尽量选择年龄、健康状况、教育程度等背景相似的人组成同一小组。

（2）讨论前应确定讨论的主题和讨论的基本内容，并制定讨论规则，如每个人的发言时间及发言顺序等。

（3）讨论场所应安静、明亮、便于交流，最好以圆形或半圆形方式围坐在一起。

（4）一般由专业的医护人员或保健人员进行主持，在开始时先介绍参加讨论的人员及讨论主题，在讨论过程中要注意调节气氛，加以引导、提示、鼓励和肯定；讨论结束时，需对讨论结果进行归纳及总结。

（三）角色扮演法

1. 定义 角色扮演法是一种情景模拟，通过行为模仿或行为替代来影响个体的心理过程。通过模拟现实生活片段，使教学内容情景化，学习者扮演其中的角色，模拟其行为和语言，将内心世界表现出来。通过角色扮演，使学习者在观察、体验和分析讨论中理解知识并受到教育。

2. 适用范围 角色扮演提供了一种有趣的学习环境，整个过程生动活泼，所有人都可以参与进来。由于角色扮演需要当众表演，参与者应有较强的参与意识，对于性格外向者容易做到，而对于性格内向者则较困难。此方法适用于儿童和年轻人。

3. 注意事项

（1）在进行角色扮演前，应选好扮演主题及进行角色的分配与演练，以期达到较为理想的效果。

（2）角色扮演开始时，主持人应表明本次教学活动的目的及意义，并对剧情及有关的表演人员进行简单地介绍。

（3）角色扮演后，主持人应引导大家进行讨论，扮演者可以先行汇报自己的想法，其他人积极讨论。也可以引导参与人员讨论剧中的内容和重点，使其了解相关的知识及原理。

（四）实地参观法

1. 定义 实地参观法是指根据教学计划和教学目的，组织学习者到实际场景中进行参观，以便获得感性知识或验证已经学习过的知识的教学方法。

2. 适用范围 学习者可以在参观中加强对学习内容的理解，有利于提高学习者的观察技巧，刺激学习者寻找更多的学习经验。如护士带领孕妇参观产房，以减轻初产妇对分娩的恐惧；术前病人约见术后恢复较好的病人，以增强手术治疗的信心。缺点是实地参观法所需时间较长，有时难以找到合适的场地。参观法分为以下三种方式。①准备性参观：在学习某种知识前进行；②并行性参观：在学习某种知识的过程中进行；③总结性参观：在学习某种知识后进行。

3. 注意事项

（1）做好参观的准备　提前根据教学目的选择合适的参观地点；与参观单位取得联系并实地考察，沟通参观访问事宜，了解参观过程中需要注意的问题，做好参观计划。

（2）指导参观的进行　参观前参观者需知晓参观的目的、重点及注意事项；参观时间要充分，使学习者有时间提问；参观后应组织参观者进行讨论，以减少疑虑或恐惧。

（五）示范法

1. 定义 示范法是指学习者通过观看教学者具体的动作流程，感知动作的结构、顺序和要领的一种教学方法。

2. 适用范围 常用于教授某项技术或技巧，通常包含有动作、程序、技巧和知识示范等，并以各种设备和教具做相应的配合。学习者将理论应用于实际，以获得某项技巧或能力；可根据学习者的具体情况安排示范的速度，也可重复示教。此法有时受教学条件的限制，如教学场地受限、教学仪器及用具不足等。

3. 注意事项

（1）教学者边示范边讲解步骤及重难点。示范时动作不要太快，尽量将动作细分，让所有参与者能清楚地看到。

（2）示范的内容较复杂时，参与者可事先通过视听教具如录像带、视频等了解操作的步骤及原理，然后教学者再示范，这样可以起到事半功倍的效果。

（3）示范完毕，教学者应空出时间让参与者进行练习，教学者在旁边进行指导，纠错时应采取温和的态度进行鼓励和支持，切忌使用责备的口气。

（4）结束时，让学习者回示，以了解和评价学习者是否获得了此项技巧。

（六）个别会谈法

1. 定义　个别会谈法是指健康教育工作者根据自己的知识经验，通过口头交谈的方式，引导学习者通过比较、分析、判断等思维活动获取知识的方法。

2. 适用范围　常用于家庭访视、卫生所的诊治前后，是一种简单易行的健康教育方法。会谈时应该注意与学习者建立良好的关系，及时了解其存在的困难及问题，以便实施正确的健康教育。

3. 注意事项

（1）实施前对学习者的基本背景资料应有一定的了解，如姓名、年龄、教育程度、职业、家庭状态等。

（2）会谈应从最熟悉的人或事物谈起，注意沟通技巧的运用，使学习者产生信任感。

（3）会谈的环境应安静、舒适，利于交谈。

（4）会谈内容要熟悉，会谈过程中及时观察、了解学习者对教育内容的反应，鼓励学习者积极参与交谈，并尊重对方的想法和判断。

（5）会谈时防止谈话内容偏离主题，一次教育内容不可过多，以防学习者产生疲劳。

（6）会谈结束时，应总结本次的教育内容，并了解学习者是否确实了解教育内容，如有必要，预约下次会谈时间。

（七）视听材料应用法

1. 定义　视听材料应用法是利用图表、模型、标本或视频、电视、电影等视听材料向人们讲解健康知识与技能的教学方法。

2. 适用范围　教学方法直观生动，可提升学习者学习兴趣，提高学习效果；视频、图片等的展示没有时间和地点的限制，学习者可以多次观看；视听教学可针对个体教学，也可针对群体，但成本较高，需要一定的设备和经费保障。

3. 注意事项

（1）可根据实际情况和条件选择合适的内容和地点，时间可长可短。

（2）图标、模型的展示应备有通俗易懂、简明扼要的文字说明帮助理解。

（3）图表设计应生动醒目，有利于吸引观众的注意力，易于记忆。

（4）使用视听材料时，应选择安静、大小适宜的播放环境，保证光碟、录像带、音响和播放器的质量，教学时间安排在30分钟左右。

五、健康教育的程序

（一）评估教育需要

评估教育需要是健康教育的第一步，它会收集学习者的有关信息，如学习需求、学习能力、经济文化背景、心理状态、学习资源和教育者的相关资料等，并进行整理和分析。通过评估的结果，选择合适的健康教育的计划和方法。

1. 评估学习者的需要及能力　在进行健康教育之前，应了解学习者的基本资料，如年龄、性别、文化水平对健康教育的需求及兴趣，学习者健康知识及健康技能的掌握程度，以便有针对性地安排健康教育活动。

2. 评估教育资源 教学环境、教学材料（如教材、教具、资料）、电脑、投影仪等都属于教育资源。应依据受教育者人数、时间等准备教学资源，选择合适的教育方法和内容。

3. 评估教育者 对学习者进行健康教育之前，教育者应对自己从事健康教育的知识、水平、能力和准备情况作出评估，以指导自己作好充分准备。

（二）设立教育目标

1. 目标应该具体、明确 目标应具体说明需要改变的行为、达到的程度、预期时间等，如为了实现戒烟的目标，需明确到每周减少几支烟。

2. 目标应以学习者为中心 为了激励和调动学习者的主动性，目标的制定最好有学习者的参与，尊重学习者的意愿。

（三）制订教育计划

1. 明确实施计划的前提条件 应根据教育目标，制订教育计划，列出实现计划需要的资源以及可能出现的问题，找到解决的办法，并确定截止时间。

2. 合理利用教学环境及教学资源 根据人力、物力及其他资源的情况，合理安排教育的先后次序及教育方法，以期获得最佳的效果。

3. 计划应详细、具体、书面化 整个健康教育计划要有具体、详细的安排，并落实到书面上，如参加人员、教育地点及教育环境、内容、时间、方法、进度等都应有详细的书面计划。

（四）实施教育计划

1. 选择合适的时间 不同的人学习最佳的时间也是不一样的，有的人在早上，有的人在晚上，教育者应该根据学习者最佳的学习时间，安排教育活动，以提高学习效果。

2. 选择适当的教具 根据教育计划，准备好教具及辅导材料，以增强教学的直观性与趣味性，提高学习者的学习兴趣。

3. 热情和蔼，以诚相待 与学习者交谈时，态度应和蔼平和，不能带有个人的偏见；要帮助支持学习者，而不是批评教育；尽量不要对学习者传授不科学、不成熟的建议；要随时站在学习者的角度进行沟通，认真倾听，注意观察其情绪，谈话时语气要婉转中肯，态度要热情和蔼，表达要通俗易懂。

（五）评价教育效果

评价教育效果是将健康教育结果与学习目标进行比较的过程。评价虽然是教学过程的最后阶段，但它贯穿于教学的整个过程。评价的方法有观察法、面谈和询问、提问法、问卷法、检查考核法、记录法等。评价的内容有影响健康教育的因素，如教学方法是否适合学习者，教学时间安排是否合理，学习者能否跟上教学进度等。对于部分达到或根本未达到的目标，护士应根据评价结果分析原因，决定健康教育计划停止、继续或修改。

目标检测

答案解析

1. 影响健康的社会因素不包括

A. 政治制度　B. 法律　C. 经济　D. 人文　E. 水

2. 在抗日战争中受伤属于哪种影响健康的因素

A. 生物　B. 心理　C. 社会　D. 生活方式　E. 医疗卫生服务体系

3. 乳腺手术后护士为其指导肢体锻炼属于

A. 一级预防　B. 二级预防　C. 三级预防　D. 临床前期预防　E. 病因预防

4. 提高生存质量的护理决策一般不包括

A. 生理方面　B. 心理方面　C. 社会方面　D. 宗教方面　E. 家属对病人的支持

5. 以下哪项不属于危害健康的行为

A. 吸烟酗酒　B. 高盐饮食　C. 久坐不动　D. 遵医行为差　E. 坚持锻炼

6. 病人，男，35 岁，因长期酗酒导致酒精性肝硬化，肝功能异常而入院治疗。影响他健康状况的因素是

A. 环境因素　B. 生活方式　C. 心理因素　D. 遗传因素　E. 家庭因素

书网融合……

重点回顾　微课　习题

第三章　护士与病人

学习目标

知识目标：

1. 掌握　护士应具备的基本素质；护士角色的功能；护患关系的基本模式；护患关系的发展过程。

2. 熟悉　护士素质、护士角色、护患关系的概念；护患关系的特征及影响因素；促进护患关系的方法；建立良好护患关系对护士的要求。

3. 了解　角色的概念；角色特征、病人角色的特征；影响病人角色适应的因素。

技能目标：

能运用基础理论知识模拟并处理护理工作中出现的护患关系的问题。

素质目标：

树立良好的护士职业行为观念，为病人提供高质量的护理。

导学情景

情景描述：病人，男，60岁，支气管哮喘急性发作，呼吸困难、口唇发绀。护士小刘立即将床头抬高70°~80°，为病人安置端坐位，并给予氧气吸入。待病人病情缓解后为其介绍病房环境及留取标本的方法，讲解哮喘发作的原因及注意事项，为其制订护理计划。

情景分析：随着护理事业的不断发展，护士的角色及功能范围不断扩展，这就要求护士必须掌握熟练的专业知识和技能，高尚的职业道德和修养，为病人提供高质量的专业服务。

讨论：护士小李在此病例中体现了护士的哪些角色功能？

学前导语：当今社会对护士的角色的需求越来越多。护士作为一种社会角色，处于防治疾病、护理病人的重要地位。为实现角色期待，护士必须加强角色学习，明确角色行为，并通过角色实践完成角色功能的过程。

第一节　角　色

PPT

一、角色的概念

角色一词源于戏剧舞台演出用的术语，指影视剧中的人物。其含义为处于一定社会地位的个体或群体，在实现与其地位相联系的权利与义务中，所表现出的符合社会期望的模式化的行为。

角色是行为方式，社会角色所具有的行为规范要经过角色的学习过程来形成，并指导其行为。例如护士角色是由护生在学校接受护理教育和护理实践而获得，在护理职业岗位中应按护士的行为规范约束自己的行为。

二、角色的特征

（一）角色具有多重性

角色的多重性是指当多种角色集于某一个体时，该个体所处的位置，也称复式角色或角色集。如一位女性护士，在家庭中，她既是妻子，又是母亲；在工作岗位是护士、教师等；在社会可以是顾客、游客等。每个社会成员都有角色集，但最主要承担的角色是与职业和家庭相关的角色，如母亲、护士是这位女性最重要的角色。

（二）角色之间相互依存

任何角色在社会中不是孤立存在的，而是与其他角色相互依存的，个体在完成某一角色时，必须有一个互补的角色存在。如要执行学生的角色，必须有教师角色的存在；要完成护士的角色，必须有病人角色、医生角色等存在。

（三）角色行为由个体完成

社会对每一个角色均有“角色期待”。角色期待是指一个人在社会系统中的角色地位，其周围的人也总是按照社会角色的一般模式，对他的态度和行为方式提出合乎身份的要求和寄予期望。如医护人员应具备良好的医德医风，学生应遵守学校的规章制度。个体根据自身对角色期待的认识，表现出相应的角色行为。个体要充分发挥角色功能，必须对角色的行为规范和自身扮演的角色是否适宜有准确地判断和衡量。若个体或群体的行为符合角色期待，则社会或群体将能和谐、圆满地共同生活。反之，则导致角色冲突。

三、角色转换

所谓角色转换是指个体承担并发展一种新角色的过程。每个人在社会中的一切行为都与各自特定的角色相联系，社会要求每个人必须履行自己的角色行为。每个人的一生都会获得多种角色，在不同的时间、空间里会同时扮演多种不同的角色。例如一位从学校毕业的护理专业学生踏上工作岗位后，通过系统化的学习培训，逐步适应新环境，通过考试获得了注册护士的资格，成为一名合格的临床护士，即完成了从学生角色到护士角色的转变。角色转变是一种正向的成长，是发展过程中不可避免的。个体必须通过基础知识的学习，不断的临床实践，才能逐步了解社会对角色的期待，并改变自己的情感和行为，以符合社会对个体新角色的要求，完成角色转变。

第二节　护士角色

PPT

护士是医院这个特定环境中多种角色的一种，有其特定的社会行为模式、特定的权利和义务。随着科技的不断发展，人民生活水平的提高和对健康保健的重视，社会对护士素质的要求也越来越高。护士的角色和功能范围不断扩大和延伸，要求护士必须接受专业教育，取得执业资格，并具有良好的专业知识和技能，高尚的职业道德和修养，为病人提供高质量的专业服务。

一、护士角色的概念

护士角色是指护士应具有的与职业相适应的社会行为模式。这种行为模式随着社会的变迁而变化。护士作为一种社会角色，处于防治疾病、护理病人的重要地位，因而必须具有相应的道德品质、业务水平和操作技术。护士角色的发展经历了漫长的时期，不同时期护士角色的形象、期望、职责都有所不同。在中世纪，护士的传统形象是一个未受过教育、照顾老弱病残的女性，她可能是一位母亲、一位修女或一位侍者。自19世纪中叶南丁格尔首创护理专业以来，护理学在深度和广度上得到了科学地发展，护士的形象也发生了根本的变化。护士作为一个受过正规的护理教育，具有护理专业知识和技能的独立实践者，被赋予了多元化的角色。因此，护士角色的承担者，必须根据社会对护士的角色期望而努力塑造自我，逐步完善自己。

二、护士角色的特征

1. 护理者 提供照顾是护士的首要职责。即护士应用自己的专业知识及技能满足服务对象在患病过程中的生理、心理、社会文化、感情精神等方面的需要，并帮助服务对象最大限度地保持及恢复健康，预防疾病、减轻病痛、控制感染、减少服务对象对疾病的各种压力反应等。

2. 决策者 是指护士应用护理专业知识及技能，收集服务对象的有关资料，判断其健康问题及原因或诱因，作出护理诊断，并根据服务对象的具体情况制订护理计划，执行计划并判断及评价。在整个护理活动中，护士是服务对象健康问题的判断者及护理的决策者。

3. 计划者 护理程序就是经过有计划的步骤与措施，满足服务对象的需要，解决服务对象的健康问题。在这一系列的计划过程中，护士必须应用扎实的专业知识及敏锐的观察力与判断力，为服务对象作出符合需要及特征的整体护理计划。

4. 沟通者 包括收集资料及传递信息。为了提供适合服务对象个体化的整体护理，护士必须与服务对象、家属、医生、同事及其他健康工作者沟通，以更好地了解服务对象的情况，最大限度地满足服务对象的需要。

5. 管理者及协调者 专业护士有责任管理及组织服务对象护理的过程，并注意协调护理过程中与各种人员之间的关系，以保证良好的护理质量。

6. 促进康复者 在服务对象由于疾病或意外伤害出现伤残或失去身体的某种功能时，护士应想方设法提供康复护理的专业技术及知识，以帮助服务对象最大限度地恢复身体健康，并使其能做到最大限度地独立与自理。

7. 教育者及咨询者 护士必须应用自己的知识及能力，根据服务对象的具体情况对服务对象及家属实施健康教育或提供咨询，包括向服务对象及家属讲授或解答他们有关如何预防疾病、维持健康、减轻病痛及恢复健康，以最大限度地获得自理的知识与技能。

8. 代言人及保护者 护士应为服务对象提供一个安全的环境，采取各种预防措施以保护服务对象免受伤害及威胁。在服务对象没有能力分辨或不能表达自己的意愿时，护士应为服务对象辩护。当护士发现一些损害服务对象利益或安全的人或事时，或者当护士发现有任何不道德、不合法或不符合服务对象意愿的事情时，应挺身而出，坚决捍卫服务对象的安全及利益。

9. 研究者及著作者 护士实施护理科研，以检验成果，不仅可促进护理专业的发展，提高护理质量，并可进一步丰富护理理论及专业基础知识。同时护士将自己的科研结果写成论文或专著，在会议上宣读或在专业杂志上发表，有利于专业知识的交流。

10. 权威者 在护理领域中，护士有丰富的专业知识，能自主地实施各种护理技能，在护理领域最具有权威性。因此，对有关护理的事务，护士最具有权威性的发言权，因为护士知道何时、何地、如何应用其专业知识及能力去满足服务对象的需要。

当今社会对护士的角色的需求越来越多。为实现角色期待，护士必须加强角色学习，以便更好地完成角色功能。角色学习是指个人把握社会赋予的角色期待，明确角色行为，并通过角色实践完成角色功能的过程。护士角色学习应将系统地学习和不断地实践相结合，并不断贯穿于基础护理教育、毕业后护理教育和继续护理教育之中。由此可见，护士角色学习是一种终身行为。

护爱生命

叶欣，第 39 届南丁格尔奖章获得者。广东省徐闻县人，中共党员，生前系广东省中医院二沙岛分院急诊科护士长。

叶欣曾是医院最年轻的护士长，每当急诊科有传染性疾病病人前来急诊时，叶欣总是冲到第一线，护理病人也格外耐心、细致。2003 年，当“非典”肆虐的时候，叶欣所在医院担负了接诊“非典”病人的任务。面对具有强传染性的“非典”病人，作为急诊科护士长，她周密筹划、冷静部署，始终坚持亲临现场，战斗在第一线，尽量包揽对危重病人的抢救、护理工作。2003 年 3 月 4 日下午，叶欣出现发热症状，当天便被确诊感染上非典型肺炎，3 月 25 日凌晨 1：30，叶欣永远离开了她所热爱的岗位、战友和亲人，享年 47 岁。叶欣逝世后被追认为南丁格尔奖章获得者、革命烈士、感动中国“双百”人物。

三、护士的基本素质

（一）素质的概念

素质（diathesis）是心理学的专门术语，指一个人较稳定的心理特征，包括先天素质和后天素质两方面。先天素质是自然的一面，是人生来就有的素质，主要指神经系统、脑的特性、感觉器官和运动器官的特点。先天素质是人的心理和认识形成与发展的自然前提，离开这些物质基础，就谈不上人的后天素质的形成和发展。后天素质是社会的一面，是人的素质的主要方面，是经过培养和锻炼而形成的文化涵养、行为习惯、品质等。因此，充分利用先天遗传素质并加强后天的学习和训练，是提高人的素质的两个决定性因素。

护士素质是在一般素质基础上，结合护理专业特征，对护士提出的特殊的职业素质要求。它不仅体现在外在的仪表、风度、言谈举止方面，还体现在内在的护士道德品质、业务能力、身体心理素质等方面。

（二）护士基本素质的内容

护士的素质包括思想品德素质、科学文化素质、专业素质、形象素质和身体心理素质。良好的护士素质是护士从事护理工作的基本条件。

1. 思想品德素质

（1）政治思想素质　热爱祖国、热爱人民、热爱本职工作，对护理事业有坚定的信念和深厚的感情；具有崇高的思想品质、高尚的道德情操及正确的人生观、价值观，能做到自尊、自爱、自律、自强；具有为人类健康服务的奉献精神。

（2）职业道德素质　树立救死扶伤的人道主义信念，尊重病人的人格、尊严及权利；具有崇高的护理道德，高尚的思想情操，诚实的品格和较高的慎独修养；具有高度的责任感和同情心，兢兢业业，忠于职守，为增进人民健康，减轻人民痛苦，预防各种疾病而努力做好本职工作，全心全意为人民的健康服务。

2. 科学文化素质

（1）基础文化知识　现代护理学发展要求护士具有一定的文化素养和外语应用能力，以便更好地适应护理学科的发展，更快地接受新理论、新技术，为终身学习打下良好的基础。

（2）人文科学及社会科学知识　医学模式与护理模式的转变，已将护理学科的定位，从纯医学范畴转变到自然科学与社会科学相互结合的领域。护理学无论是作为独立学科理论的完善与提高，还是工作内容、范围的转变与扩大，都需要人文科学与社会科学知识，如哲学、伦理学、心理学、美学、政治经济学、社会学、统计学等。

3. 专业素质

（1）整体护理观念　整体护理观念认为人是生理、心理、社会、精神、文化的统一整体，人具有生物和社会的双重属性。人的生理、心理、社会、精神、文化等各个方面不能相互割裂而独立存在，而是相互联系、相互依赖、相互作用。因此，护士应树立整体护理观念，以现代护理观为指导，以人的健康为中心，为服务对象提供最佳的护理。

（2）护士的专业知识构建　科学的知识体系对护士十分重要。作为现代护理工作者，除应具备扎实的基础文化知识及人文社会科学知识外，还应掌握坚实的医学基础知识、临床医学知识、护理专业知识和护理实践技能，只有这样才能为服务对象提供良好的身心健康服务。

（3）护士的能力　①规范的操作技能：护理技术操作是临床护理工作中十分重要的组成部分，护理操作通常是直接或间接作用于人体，因而各种操作不得有丝毫的马虎，应做到规范、熟练。②敏锐的观察能力：护理实践中，病人的病情及心理状态是复杂而多变的，有时病人身体或心理微小的变化，却是某些严重疾病的先兆。护士只有具备了敏锐的观察能力，才能首先发现这些变化，做到防患于未然。③较强的综合分析问题及评判性思维能力：护理学是一门应用性很强的科学，在护理实践中十分注重应用护理程序的工作方法解决护理对象现存或潜在的健康问题。这就要求护士依据自己的专业知识，根据护理对象的具体情况分析问题，以创造性地解决护理对象的问题。④机智灵活的应变能力：护理的服务对象是人，而人的心理活动与个性特征是千差万别的。同样的护理方法、同样的护理语言与态度，不一定适合所有的病人。因此，护理工作中护士应做到灵活机智、针对性强，以最大限度地满足病人的需要。⑤获取新知识的意识和科研创新能力：为适应现代医学模式的转变，护士应具有终身学习的意识，要不断关注学科新的发展和变化，及时补充自己知识体系中的欠缺与不足；善于发现工作中的问题并能设法解决这些问题，使自己不仅能跟上学科发展的步伐，同时也有所创新。

除此之外，护士还应有良好的沟通、咨询及教育能力，独立学习的能力，坚强的意志力，自我反省及完善能力等。

4. 形象素质　护士的仪表、行为和语言是重要的治疗剂和安慰剂。护士端庄整洁的仪表和良好的精神面貌能唤起病人乐观饱满的情绪，增加病人治疗的信心。当病人来院就诊时，护士面带微笑，热情、友好、主动地接待，能使病人感到亲切，消除陌生感。

5. 身体心理素质　健康的身体和心理是护士工作的前提。护士应具备健康的体魄，充沛的精力，乐观而稳定的情绪，通过自己积极向上、乐观自信的内心情感鼓舞病人，以增进护患之间的情感交流，取得病人主动积极的配合。护士要善于控制自己的情绪，保持健康的心理，开朗稳定的情绪，宽容豁达的胸怀，才能胜任护理工作，顺利完成各项护理任务。

看一看

中华护理学会《护士守则》

第一条：护士应当奉行救死扶伤的人道主义精神，履行保护生命、减轻痛苦、增进健康的专业职责。

第二条：护士应当对病人一视同仁，尊重病人，维护病人的健康权益。

第三条：护士应当为病人提供医学照顾，协助完成诊疗计划，开展健康指导，提供心理支持。

第四条：护士应当履行岗位职责，工作严谨、慎独，对个人护理判断及执业行为负责。

第五条：护士应当关心爱护病人，保护病人的隐私。

第六条：护士发现病人的生命安全受到威胁时，应当积极采取保护措施。

第七条：护士应当积极参与公共卫生和健康促进活动，参与突发事件时的医疗救护。

第八条：护士应当加强学习，提高执业能力，适应医学科学和护理专业的发展。

第九条：护士应当积极加入护理专业团体，参与促进护理专业发展的活动。

第十条：护士应当与其他医务工作者建立良好关系，密切配合、团结协作。

四、护士的权利与义务

护士在医疗护理实践过程中依法享有权利。《护士条例》规定，国务院有关部门、县级以上地方人民政府及其有关部门以及乡（镇）人民政府应当采取措施，改善护士的工作条件，保障护士待遇，加强护士队伍建设，促进护理事业健康发展。同时，权利与义务是相互依存、不可分割的整体，没有无权利的义务，也没有无义务的权利。《护士条例》也规定了护士应履行的义务与怠于履行义务所应承担的法律责任，以规范护士行为，提高护理质量，保障医疗安全。

（一）护士的权利

1. 保障护士的工资、福利待遇 护士执业，有按照国家有关规定获取工资报酬、享受福利待遇、参加社会保险的权利。任何单位或个人不得克扣护士工资，降低或取消护士福利等待遇。

2. 护理工作的职业卫生防护 护士执业，有获得与其所从事的护理工作相适应的卫生防护、医疗保健服务的权利。从事直接接触有毒有害物质、有感染传染病危险工作的护士，具有依照有关法律、行政法规的规定接受职业健康监护的权利；患职业病，具有依照有关法律、行政法规的规定获得赔偿的权利。

3. 职称晋升和学习培训的权利 护士具有按照国家有关规定获得与本人业务能力和学术水平相应的专业技术职称的权利；具有参加专业培训、从事学术研究和交流、参加行业协会和专业学术团体的权利。

4. 执业知情权、建议权 护士具有获得疾病诊疗、护理相关信息的权利和其他与履行护理职责相关的权利，可以对医疗卫生机构和卫生主管部门的工作提出意见和建议。

5. 享有获得表彰、奖励的权利 国务院有关部门对在护理工作中作出杰出贡献的护士，应当授予全国卫生系统先进工作者荣誉称号或者颁发白求恩奖章，受到表彰、奖励的护士享受省部级劳动模范、先进工作者待遇；对长期从事护理工作的护士应当颁发荣誉证书，具体办法由国务院有关部门制定。

6. 享有人格尊严和人身安全不受侵犯的权利 扰乱医疗秩序，阻碍护士依法开展执业活动，侮辱、威胁、殴打护士，或有其他侵犯护士合法权益行为的，由公安机关依照治安管理条例的规定给予处罚；构成犯罪的，依法追究刑事责任。这表明，如果护士在正常执业过程中遭到侮辱甚至殴打，有关肇事者将被追究治安或刑事责任。

（二）护士的义务

《护士条例》明确规定护士应当承担以下义务。

1. 依法执业的义务 护士执业，应当遵守法律、法规、规章和诊疗技术规范的规定。这是护士执业的根本准则，即合法性原则。通过法律、法规、规章和诊疗技术规范的约束，护士履行对病人、病人家属以及社会的义务。如严格地按照规范进行护理操作；为病人提供良好的环境，确保其舒适和安全；主动征求病人及家属的意见，及时改进工作中的不足；认真执行医嘱，注重与医生之间相互沟通；积极开展健康教育，指导人们树立正确的卫生观念和培养健康行为，促进地区或国家健康保障机制的建立和完善。

护理人员在严格遵守国家的法律法规的同时，还必须遵守有关的医疗卫生管理法规和规章，遵守有关的诊疗护理规范。这是护理人员的义务，对保证医疗质量，保障医疗安全，防范医疗事故的发生等都具有重要的意义。

2. 紧急救治病人的义务 护士在执业活动中，发现病人病情危急，应当立即通知医师；在紧急情况下为抢救垂危病人生命，应当先行实施必要的紧急救护。

3. 正确查对、执行医嘱的义务 护士发现医嘱违反法律、法规、规章或者诊疗技术规范规定的，应当及时向开具医嘱的医师提出；必要时，应当向该医师所在科室负责人或者医疗卫生机构负责医疗服务管理的人员报告。

看一看

医嘱有误，护士该怎么办

1. 护士发现医嘱有误，停止执行→向开具医嘱的医生提出→医生改正错误医嘱→护士执行改正后的医嘱。

2. 护士发现医嘱有误，停止执行→向开具医嘱的医生提出→医生不改正，要求护士执行→护士坚决不执行→向科室负责人或医疗机构负责人报告。

4. 保护病人隐私的义务 护士应当尊重、关心爱护病人，保护病人的隐私。所谓隐私是指病人在就诊过程中向医师公开的、不愿让他人知道的个人信息、私人活动或私有领域，如可造成病人精神伤害的疾病、病理生理上的缺陷、有损个人名誉的疾病、病人不愿他人知道的隐情等。由于治疗护理的需要，护士在工作中可能会接触病人的一些隐私，如个人的不幸与挫折、婚姻恋爱及性生活的隐私等。以医院收治的传染病病人为例，他们共同的心理特点是焦虑、忧郁、恐惧，担心失去工作、受到歧视。根据条例，护士对保护病人隐私负有义务和责任。这实质上是对病人人格和权利的尊重，有利于与病人建立相互信任，以诚相待的护患关系。这既是一种职业道德层面的要求，也是法定义务的要求。

5. 积极参加公共卫生应急事件救护的义务 护士有义务参与公共卫生和疾病预防控制工作。发生自然灾害、公共卫生事件等严重威胁公众生命健康的突发事件，护士应当服从县级以上人民政府卫生主管部门或者所在医疗卫生机构的安排，参加医疗救护。

想一想

2018年3月28日，某地媒体报道称，一对年轻情侣在某地妇幼保健院进行婚前体检时，女方被查出疑似患艾滋病，但这一情况医生和女方并未告知男方。婚后三个月，男方被查出感染了艾滋病。后来男方将医生告上了法庭。

医生得知女方检查结果后是该保护女方隐私还是该将结果告诉男方？

答案解析

练一练

护士在从事有辐射、生物毒性的相关护理工作时，有权利要求配备相应的防护设备和服装，这主要体现了护士权利中

A. 享有其人格被尊重的权利　　B. 享有获得物质报酬的权利

C. 享有安全执业的权利　　D. 享有学习、培训的权利

E. 享有参与影响护理政策性决定的权利

答案解析

PPT

第三节　病人角色

病人角色是指社会对一个人患病时的权利、义务和行为所做的规范。每个人患病后都会从不同的社会角色进入病人角色。在临床护理工作中，护士应善于分析和判断病人角色，针对病人角色特征和角色适应情况，提供帮助和满足病人的各种需要，促进病人尽快完成角色转变，以利于其配合治疗，早日康复。

一、病人角色的特征

美国著名的社会学家塔尔科特·帕森斯（T. Parsons）将病人角色概括为四个方面。

1. 病人社会角色的职责可免除或部分免除　患病的人可以免除或部分免除其正常生活中的社会角色所承担的责任和义务，免除的程度取决于疾病的性质、严重程度、病人的责任心以及病人所得到的支持系统的帮助。

2. 病人对其陷入疾病状态是没有责任的，并有权利接受帮助　患病是个体无法控制且不以人的意志为转移的，不是病人的过错，并且病人对陷入疾病状态是没有责任的，他们需要受到照顾，也有权利获得帮助。

3. 病人有恢复健康的义务　疾病常使病人处于痛苦、不适、伤残、甚至死亡等极度紧张、恐惧状态中。社会期望每一个成员都健康，并承担应尽的责任，所以大多数病人都有早日恢复健康的义务和责任，并为之主动做出各种努力，如配合治疗、进行适当的锻炼等。

4. 有配合医疗和护理的义务　在恢复健康的医疗和护理活动中，病人不能凭自己的意愿行事，必须按照治疗和护理要求与医护人员合作，如按时服药、休息等。如传染病病人有义务遵守隔离制度，以免疾病传播扩散。

二、病人角色适应中的问题 微课

病人角色的适应是医护人员期望病人所表现的行为。但是病人角色并不是与生俱来的，当人们从其他角色转变为病人角色，或从病人角色转变为社会角色时，常常在角色适应上出现许多心理和行为上的改变。常见的问题如下。

1. 角色行为缺如　是指病人没有进入病人角色，不承认自己是病人，不能很好地配合医疗和护理。常发生于由健康角色转向病人角色及疾病突然加重或恶化时。病人自我感觉良好，或认为医生的诊断错误，不但不休息，反而增加活动量，或采取等待观望的态度，认为症状并未严重到需要治疗的程度。这也是病人的一种心理防御表现。

2. 角色行为冲突　是指病人在适应病人角色过程中，与其患病前的各种角色发生心理冲突而引起行为的不协调，常发生于由健康角色转向病人角色时。病人常表现为烦躁不安、茫然或悲伤，是一种视疾病为挫折的心理表现。如正在上学的学生，因担心患病影响学习而出现沮丧、焦虑，不能安静休息，造成病人角色与学生角色的冲突。

3. 角色行为强化　是指病人安于病人角色，对自我能力表示怀疑，产生退缩和依赖心理；另外，患病也使病人免除了其原来的社会责任，常发生于由病人角色转向社会角色时。病人常表现为依赖性增强，对承担其他角色感到恐惧不安，或借生病而逃避某些责任、获得某些权利等。

4. 角色行为消退　是指病人适应病人角色后，由于某种原因，又重新承担起本应免除的社会角色的责任而放弃病人角色。如一位需要继续治疗的母亲为了照顾上学的孩子，毅然放弃治疗回家照顾孩子，此时“母亲”的角色在她心中已经占据了主导作用，于是她放弃了“病人”角色而承担起了“慈母”的角色。

5. 角色行为异常 病人受病痛折磨感到悲观、失望等不良心境的影响导致行为异常，如对医务人员的攻击性言行、病态固执、抑郁、厌世以至自杀等。

三、影响病人角色适应的因素

角色转变是一个失去原来的社会心理平衡达到新的社会心理平衡的艰巨的适应过程，对病人来说，适应角色转变是很不容易的，影响病人角色适应的因素有以下几个方面。

（一）疾病因素

疾病的性质、症状和严重程度均会影响病人的角色适应。疾病的性质对病人来说极为重要，其预后、严重程度和预期病程是病人关注的影响因素，影响病人的角色适应。症状可见与否影响着病人就医与角色适应。明显的症状体征（如出血外伤、骨折、严重疼痛等），人们很容易去就医并很快适应病人角色。对不显著的症状（如食欲不振、乏力等），不影响基本日常生活，人们则漠不关心和漠视，不易进入病人角色。

（二）医院环境

为了保证医疗护理工作的顺利进行，保证病人良好的休息和睡眠，每个医院或护理单元都有规章制度，约束病人的行为及生活方式，约束其随心所欲的行为习惯和意愿行事，要听医护人员的安排，不能广泛与外界接触，这些都会影响病人的角色适应。

（三）病人特征

病人的年龄、性别、性格、文化程度、生活习惯、工作环境、家庭经济状况等都会影响病人的角色适应。如老年人角色易强化，希望通过病人角色引起别人的关注；若病人是家庭经济来源的主要承担者，因担心事业中断和经济负担，不愿意就医，或拖延诊治，不能进行角色适应。

（四）人际关系

病人与家属、亲友、同事、医护人员间的关系也会影响其角色适应。得到他人关心与帮助的病人比较容易适应角色。周围人群、家庭成员对疾病的态度直接影响病人角色适应，如人们对新冠肺炎、艾滋病等表现出的恐惧、厌恶心理，使病人往往拒绝承认患病。

四、病人的权利与义务

病人角色如同任何其他社会角色，有其特定的权利和义务。

（一）病人的权利

不同的国家或医院对病人的权利的规定不尽相同，但病人的基本权利是一致的，主要包括以下几个方面。

1. 免除或部分免除社会责任的权利 病人具有免除职业、家庭角色所必须承担的职责和义务的权利。如个体在其患病期间暂时可以不上班等。

2. 享受平等医疗、护理和保健的权利 人人都享有平等接受医疗和护理的权利，不分职务、地位、年龄、性别、经济状况等。医护人员不得以任何借口拒绝或推诿病人就医或怠慢病人。

3. 知情同意的权利 病人有权了解有关自己疾病的所有信息，包括疾病的诊断、检查、治疗、护理、预后等，并且病人有权在知情的基础上，对治疗、护理等服务作出接受或拒绝的决定。

4. 隐私保密的权利　病人有权要求护士对其治疗、护理过程中涉及的个人隐私和生理缺陷进行保密。

5. 选择服务的权利　病人有权根据医疗条件及自己的经济状况来选择医院和医疗护理方案。

6. 监督医护权益实现的权利　病人有权监督医院对其实施的医疗、护理工作。如果正常要求得不到满足，或由于医务人员的过失而使病人受到不必要的损害，病人有权要求赔偿并追究有关人员的责任。

（二）病人的义务

权利和义务是相对的，病人在享受权利的同时，也应履行以下义务。

1. 自我保健和恢复健康的义务　作为病人，有责任改变自己不良的生活习惯，发挥自身在预防疾病和增进健康中的主动作用，掌握保持自身健康的主动权。

2. 积极配合医疗和护理活动的义务　患病后，有义务积极配合医疗和护理活动，如糖尿病病人应根据病情控制饮食、按时打针、服药等。

3. 遵守医疗机构规章制度和提出改进意见的义务　遵守医院规章制度，给医院及医护人员提出合理化的建议。

4. 按时缴纳医疗费用的义务　按时缴纳医疗费用是维护医院正常医疗秩序的必要保证。

5. 尊重医务人员的义务　医务人员如果在工作中有失误，病人及家属可以通过正当途径提出上诉，但决不允许有侵犯医务人员人身安全的行为。

6. 支持医学科学发展的义务　病人有义务用自己的实际行动支持医疗护理工作，如新药、新技术的使用，死后捐献遗体或部分器官组织等。

PPT

第四节　护患关系

护患关系是护理人际关系的核心，是帮助性的专业关系，只有建立在相互信任、相互理解的基础上，才能更好地满足服务对象的各种需要，为其提供高质量的护理服务。因此，护士有必要学习护患关系的相关理论知识，以促进建立和发展良好的护患关系。

一、护患关系的概述

（一）护患关系的概念

护患关系是指在医疗护理实践中护士与病人之间产生和发展的一种工作性、专业性、帮助性的人际关系。护患关系是护士与病人在医疗护理中为了共同的目标而发生的人际互动现象，是护士面临的诸多人际关系中最重要的人际关系，两者之间的关系与护理实践效果密切相关。护患关系也会受到其他人际关系的影响，包括医护关系、护护关系、护士与家属及其他人员的关系。

（二）护患关系的性质与特点

护患关系的实质是帮助与被帮助的关系，是医疗服务领域里的一项重要人际关系。与其他人际关系相比较，护患关系具有以下五个特点。

1. 帮助与被帮助的人际关系　在医疗护理服务过程中，护士与病人通过提供帮助和寻求帮助形成特殊的人际关系。帮助系统包括医生、护士、辅诊人员以及医院的行政管理人员，被帮助系统包括病人、病人家属、亲友和同事等。帮助系统的作用是为病人提供服务，履行帮助职责，而被帮助系统则是寻求帮助，希望满足需求。在帮助与被帮助两个系统中，护士与病人的关系不仅仅代表护士与病人个人的关系，也体现了医疗辅助帮助系统和病人被帮助系统之间的关系。因此，两个系统中任何一个个体的态度、情绪、责任心都会影响医疗护理工作的质量和护患关系。

2. 专业性的人际关系 是指在护理实践中，以专业活动为主线，以解决病人的健康问题为中心，满足病人需要为主要目的的一种专业性的人际关系。护士对病人的帮助一般是发生在病人无法满足自己的基本需要的时候，其中心是帮助病人解决困难，通过执行护理程序，使病人能够克服病痛，生活得更舒适。

3. 治疗性的人际关系 是指在护理实践中，护士通过有目的、有计划、有实施、有评价等护理活动帮助病人解决健康问题，达到满足病人需要，从而建立治疗性人际关系。良好的护患关系能有效地消除或减轻病人因疾病而产生的不良情绪，如焦虑、恐惧、郁闷、愤怒等；建立良好的护患关系有利于病人减轻疾病所带来的心理压力。

4. 护士是护患关系后果的主要责任者 作为护理服务的提供者，护士在护患关系中处于主导地位，其言行在很大程度上决定着护患关系的发展趋势。因此，一般情况下，护士是促进护患关系向积极方向发展的推动者，也是护患关系发生障碍的主要责任承担者。

5. 多元化的互动关系 护患关系之间的建立和完成及终结护理活动过程中，始终涉及家属、医生、同事、朋友等多重人际关系的影响，他们从不同角度、以多方位的互动方式影响着护患关系，从而影响护理效果。

二、护患关系的基本模式

护患关系模式受医学模式和文化背景的影响而有所不同。在临床护理工作中，根据护患双方在共同建立发展护患关系过程中双方所发挥的主导作用程度不同、各自所具有的心理状态的不同，将护患关系分为主动－被动型、指导－合作型、共同参与型三种基本模式。

（一）主动－被动型

这是一种传统的以疾病为中心的护理模式为指导思想的护患关系模式。其特点是护患双方不是双向作用，而是护士对病人单向发生作用，即“护士为病人做什么”。在护理活动中，护士处于主动、主导地位，病人处于完全被动和接受的从属地位。病人只有服从护士的决定，而不会提出任何异议。此模式适用于难以表达主观意志的病人，如危重、昏迷、休克、全麻、有严重创伤、精神障碍及婴幼儿等病人。此类病人一般部分或完全失去正常的思维能力，无法参与意见，需要护士发挥积极主动作用。

（二）指导－合作型

这是一种以病人为中心的护理模式为指导思想的护患关系模式。其特点是双方都有微弱单向作用，“护士告诉病人应该做什么怎么做”。在护理活动中，护患双方都有主动权，但护士仍处于主导地位，具有决策权。病人以执行护士的意志为基础，主动配合护理活动，同时可向护士提供有关自己疾病的信息，针对护理方案和措施提出意见或建议。此模式适用于急性病人和外科手术后恢复期病人，如神志清楚但病情较急、较重、病程短的病人。病人对疾病治疗和护理了解少，希望在护士指导下，充分发挥自己的主观能动性，以便更好地、积极配合治疗和护理，从而有利于康复。

（三）共同参与型

这是一种以人的健康为中心的护患关系模式。病人“久病成良医”，对自身病情变化、治疗效果有切身体验，主动性更强，属双向性诊疗护理关系。其特点是“护士协助病人进行自我护理”。在护理活动中，护患双方具有大致同等的主动性和权利，共同参与护理措施的决策与实施。病人不仅是合作，而是积极主动参与护理讨论，在力所能及的范围内自己独立完成某些护理措施。此模式适用于具有一定文化知识的慢性病病人、康复期病人、受过良好教育的病人。由于病人对自身的疾病与相应的治疗护理有一定的了解，需要护士提供更多的信息与指导，并设身处地地为病人着想，尊重病人的主动权，给予充分的选择权，帮助病人获得信心和自理能力。

三、护患关系的建立过程

护患关系是一种以病人康复为目的的特殊人际关系，是护士出于工作需要，病人出于需要接受护理而建立起来的一种工作性的帮助关系。良好护患关系从建立到终止有一个发展的基本过程，一般分为三个时期，每个时期都有其建立的主要任务。

（一）初始期

亦称观察熟悉阶段，此阶段始于护士与病人初次见面时，以及相互接触的最初阶段，到正式合作为止。此阶段的主要任务是护士与病人之间建立信任关系，确认病人的需要。护患之间的信任是建立良好护患关系的决定性因素之一，是以后进行护理活动的基础。病人通过语言和非语言行为检验护士的可信任和依赖程度。护士需要向病人介绍病区的环境和设施、医院的规章制度以及与医疗护理有关的人员等。同时也需要初步收集有关病人身体、心理、社会文化及精神方面的信息及资料。护士通过收集资料发现病人的健康问题，制订护理计划。

（二）工作期

亦称信任合作阶段，此阶段是护士与病人在相互信任的基础上开始护患合作过程，是护士为病人实施治疗护理的阶段。此阶段的主要任务是采取具体措施为病人解决健康问题。护士在提供护理时，应注意调动病人的主动性，鼓励其参与治疗护理活动，从而提高病人的自理能力及健康保健知识水平。在此阶段，护士知识、能力及态度等都是建立良好护患关系的基础。

（三）结束期

亦称终止评价阶段，是指从病人康复起至病人出院这段时间。通过护患之间的密切合作，达到预期的护理目标后，护患关系进入终止阶段。此阶段的主要任务是护士与病人共同评价护理目标的完成情况，并根据尚存的问题或可能出现的问题制订相应的对策。护士应对整个护患关系进行评价，了解病人对其健康状况和护患关系的满意程度，同时，护士也需要对病人进行有关的健康教育，制订出院计划或康复计划，以保证护理的连续性，预防病人在出院后由于健康知识缺乏而出现某些并发症。

四、护患关系的影响因素

护患关系受诸多因素的影响，但主要因素为以下五个方面。

（一）信任危机

信任感是建立良好护患关系的前提和基础，护士是主要因素，而良好的服务态度、认真负责的工作精神、扎实的专业知识和娴熟的职业技能是赢得病人信任的重要保证。在工作中，若护士态度冷漠或出现技术差错、失误，均会失去病人的信任，严重影响护患关系的建立和发展。

（二）角色模糊

角色模糊是指个体（护士或病人）由于对自己充当的角色不明确或缺乏真正的理解而呈现的状态。在护理活动中，护患双方任何一方对自己所承担的角色功能不明确，如护士不能积极主动地为病人提供帮助，或病人不积极参与康复护理，不服从护士的管理等，均可能导致护患沟通障碍、护患关系紧张。

（三）责任不明

责任不明与角色模糊密切相关。护患双方往往由于对自己的角色功能认识不清，不了解自己所应负的责任和应尽的义务，从而导致护患关系冲突。护患责任不明主要表现在两个方面：一是对于病人的健康问题，应由谁来承担责任；二是对于改善病人的健康状况，应由谁来承担责任。

（四）权益影响

寻求安全、优质的健康服务是病人的正当权益。因为疾病导致病人部分或全部丧失自我护理的能力，而大多数病人缺乏专业知识和疾病因素，被迫依赖医护人员的帮助来维护自己的权益。由于护患关系中护士处于主导地位，在处理护患双方权益争议时，容易倾向于护士自身和医院的利益，忽视病人的利益。但随着社会的进步，病人的维权意识增强，不再满足于主动－被动型的护患关系，对护士的护理服务需求提高，在心理、社会、精神等多方面提出更多要求。

（五）理解差异

由于护患双方在年龄、职业认知、教育程度、生活环境等方面的差异性，在交流沟通过程中容易产生不同的意见和观点，从而影响护患关系。如病人对护理工作性质的不了解，对护士的要求与护士安排的护理工作发生冲突，必然导致病人对护理工作产生不满。

五、促进护患关系的方法

护士在促进护患关系向良性方向发展的过程中起着主导作用。因此，护士必须掌握促进护患关系的方法与技巧。

1. 提高业务能力，维护双方权益 精湛的业务能力不仅可以增加病人的信任感，有助于护患关系的建立，也是保障护患双方合法权益的重要条件。护士是维护病人权益的主导者，应不断提高自身业务素质和能力，为病人提供安全、优质的护理服务。如果由于护士的理论及技能因素为病人的健康埋下隐患，甚至导致不良后果，护士则负有不可推卸的责任。

2. 注重人文关怀，尊重病人意愿 尽管当今社会医疗护理技术快速发展，但总有一些情况会触及医疗护理的边界，此时体现人文关怀、尊重病人的意愿就显得尤为重要。

3. 主动沟通交流，鼓励共同决策 护士应主动与病人沟通交流，为病人提供有关疾病的信息，并鼓励病人共同决策，不仅可以帮助病人缓解焦虑、平复情绪，而且可增强病人对护士角色功能及护理工作的认知，促进护患双方对角色的理解，有利于护患关系的建立。

4. 注重职业修养，避免责任冲突 护理职业道德是建立和发展良好护患关系的基础。护士应以社会对护士职业的期望值为标准，不断提高自身的职业道德修养，具有精湛的业务技术和能力、良好稳定的心理素质，注重护理文化安全理念，避免责任冲突，解除护患交往中病人的阻抗心理，促进护患关系良性发展。

目标检测

答案解析

1. 护士在护理工作中，首要义务是

A. 开展健康教育　　B. 开展护理研究

C. 维护病人利益　　D. 带教护理实习生

E. 书写护理病历

2. 在护理实践中，护士有权拒绝执行医嘱的情形是
   A. 护理程序太繁琐　B. 医嘱中需要监测的生理指标太多
   C. 需要额外的劳动和付出　D. 医嘱有错误
   E. 费用太昂贵
3. 手术治疗中一般病人知情权不包括
   A. 有权自主选择　B. 有做决定的合法权利
   C. 有明确决定的理解力　D. 家属有代为决定的权利
   E. 有作出决定的认知力
4. 在医疗资源分配上，要基于每个人
   A. 都享有公平分配的权利　B. 实际的需要
   C. 能力的大小　D. 社会贡献的多少
   E. 在家庭中的角色地位
5. 下列属于侵犯病人隐私权的是
   A. 未经病人许可对其体检时让医学生观摩　B. 对疑难病例进行科室内讨论
   C. 在征得病人同意下将其资料用于科研　D. 在病人病历上标注患有传染性疾病
   E. 对患有淋病的病人询问其性生活史
6. 对慢性病病人和受过良好教育的病人，应采用的护患关系模式是
   A. 主动－被动型　B. 指导－合作型
   C. 共同参与型　D. 双向型
   E. 消极－被动型
7. 病人，男，28岁。因车祸受重伤后被送往医院急救，因未带现金，医生拒绝为病人办理住院手续，当病人家属送来医疗费用时，已经错过了抢救时机，病人最终死亡。上述医生的行为违背了病人的
   A. 自主权　B. 知情同意权　C. 隐私保密权　D. 基本的医疗权　E. 参与治疗权
8. 病人，男，40岁，流浪人员。因车祸致右下肢开放性骨折被路人送入院，医生和护士及时给予止血，建立静脉通路并做好急救准备，护士保护了病人的
   A. 人格受到尊重的权利　B. 参与治疗的权利
   C. 选择诊疗方式的权利　D. 知情同意权
   E. 享有平等医疗服务的权利
9. 病人，男，69岁，农民，文化水平较低，胃癌术后。针对此病人的特点，最佳的护患关系模式为
   A. 指导型　B. 被动型　C. 共同参与型　D. 指导－合作型　E. 主动－被动型
10. 病人，女，36岁。因多发性子宫肌瘤入院治疗，护士为其安排好床位后，说："我是您的责任护士，我姓张，叫我小张好了，有事请按床头呼叫器，我随时为您服务。"此时护士承担的主要角色是
    A. 热情的接待者　B. 主动的介绍者
    C. 细心的照顾者　D. 病房的管理者
    E. 护理的协调者

（11～12题共用题干）

病人，女，21岁。因急性腹痛就诊，诊断为异位妊娠破裂出血，拟急诊手术。

11. 术前护士向病人介绍病情及预后，体现了护士的

A. 保证病人权益的义务　B. 及时救治病人的义务

C. 维护病人治疗安全的义务　D. 保护病人隐私的义务

E. 认真执行医嘱的义务

12. 病人要求医护人员不要将真实情况告知家人，体现了病人的

A. 知情权　B. 回避权　C. 服务选择权　D. 隐私权　E. 公平权

（13～15 题共用题干）

病人，女，81 岁，退休干部。冠心病住院治疗，住院前 3 天与护士们关系融洽。第 4 天，年轻护士张某在为其进行静脉输液时，静脉穿刺 3 次均失败，更换李护士后穿刺成功。病人非常不满，其女儿向护士长抱怨。从此，病人拒绝张护士为其护理。

13. 针对此病人的特点，最佳的护患关系模式为

A. 指导型　B. 被动型　C. 共同参与型　D. 指导－合作型　E. 主动－被动型

14. 护患关系发生冲突的主要因素是

A. 角色压力　B. 责任不明　C. 角色模糊　D. 信任危机　E. 理解差异

15. 护患关系冲突的主要责任人是

A. 病人　B. 张护士　C. 李护士　D. 护士长　E. 病人女儿

书网融合……

重点回顾　微课　习题

第四章　护理学支持理论

学习目标

知识目标：

1. 掌握　系统、需要、压力、适应的概念；非语言沟通的交流方式和沟通技巧。

2. 熟悉　系统论、需要层次论、压力与适应理论、成长与发展理论、弗洛伊德性心理发展理论、艾瑞克森心理社会发展理论、皮亚杰的认知发展理论的主要观点及其护理中的应用；影响沟通的因素。

3. 了解　护士的职业压力与应对策略。

技能目标：

能够将所学的理论科学运用到护理实践中；能采用恰当方式与病人沟通。

素质目标：

确立整体护理理念，实现对病人的个性化护理。

导学情景

情景描述： 病人，男，35 岁，因打篮球意外受伤，需做膝关节手术。病人以前从未住过院，更未做过任何手术，对本次手术很担心。他小声地把自己的担心和恐惧说给护士小李，希望能得到解释和安慰，还很怕别人听到后笑话他胆小。但小李听到后却大声地说："你的手术太小了，比这大的手术多得是，没有什么好担心的。"病人欲言又止……

情景分析： 尊重是人的基本需要，是护患之间建立信任关系的基本要素，它是护理人际关系的黏合剂。当一个人得到尊重时，也意味着他得到了平等的对待。

讨论： 护士小李的做法有什么不妥？随着医学模式的转变，护理服务的范畴发生了怎样的变化？

学前导语： 护理人员在临床工作中要预测服务对象未满足的需要，及时满足病人的各种合理需求，维持和促进服务对象的健康。学习护理学相关理论，以理论为护理实践的行为指南，有助于提高护理人员的专业素质。

理论是对特定领域内的现象和活动的本质性、规律性的描述。护理学作为一门年轻的学科，学科的发展迫切需要建立自己的理论体系。在其理论体系的构建与护理实践过程中，也引用了许多其他学科的理论，如系统论、人的基本需要层次理论、压力与适应理论、沟通理论等。这些理论用科学的方法解释护理现象，为护理实践、教学、科研及管理等方面提供科学的依据。

第一节　一般系统理论

PPT

系统作为一种思想源远流长，古代就已有萌芽，但作为一种科学术语、一种理论使用，最早由美籍奥地利理论生物学家贝塔朗菲提出。1925 年，贝塔朗菲提出应把有机体视为一个整体或系统来考虑。1937 年，贝塔朗菲第一次提出"一般系统论"的概念。1968 年，贝塔朗菲发表了《一般系统论——基础、发展与应用》，全面总结了他 40 年来研究一般系统论的成果，为系统科学提供了纲领性的理论指导，被公认为是一般系统论的经典性著作。20 世纪 60 年代后，系统论得到了广泛的发展，其理论与方法已渗透到自然和社会的许多科学领域。

一、系统的概念

系统是由若干相互联系、相互作用的要素所组成的具有一定结构和功能的整体。不同系统组成的要素各有不同，具体构成千差万别，但都包含了两部分：一部分是要素的集合，另一部分是各要素之间相互关系的集合。

二、系统的分类

自然界与人类社会存在着千差万别的各种系统，人们可以从不同角度进行分类。常用的分类方法有以下几种。

（一）按人类对系统是否施加影响分类

系统可分为自然系统和人造系统。自然系统是自然形成、客观存在的系统，不具有人为的目的性和组织性，如生态系统、人体系统等。人造系统是指为达到某种目的而人为建立起来的系统，如机械系统、护理质量管理系统等。现实生活中，大多数系统是自然系统与人造系统相结合的产物，称为复合系统，如医疗系统、教育系统等。

（二）按系统与环境的关系分类

系统可分为开放系统与封闭系统。开放系统是指与外界环境不断进行物质、能量与信息交流的系统，如生命系统、医院系统等。开放系统与环境的联系是通过输入、转换、输出和反馈过程来完成的（图 4－1）。输入是指物质、能量与信息由环境流入系统的过程；而由系统流入环境的过程称为输出；转换是系统对输入的物质、能量、信息进行加工、处理、吸收；反馈是系统的输出对系统再输入的影响，即环境对输出的反应。开放系统正是通过输入、输出及反馈与环境保持协调和平衡并维持自身的稳定。封闭系统是指不与周围环境进行物质、能量和信息交换的系统。绝对的封闭系统并不存在，只有相对、暂时的封闭系统。

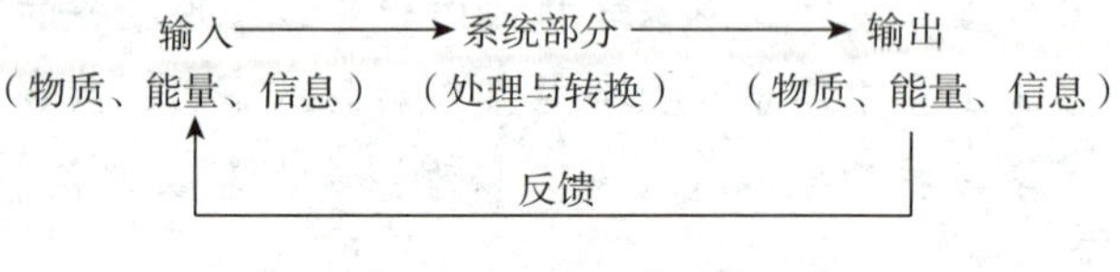

图 4－1 开放系统示意图

（三）按系统的运动状态分类

系统可分为动态系统与静态系统。动态系统是指系统的状态是随着时间的变化而变化的系统，如生物系统、生态系统。静态系统是指系统的状态不随时间的变化而变化，具有相对稳定性的系统，如一个建筑群。静态系统只是具有相对稳定性，绝对静止不变的系统是不存在的。

练一练4－1

护理系统属于

A. 动态封闭系统　　B. 静态开放系统
C. 动态开放系统　　D. 自然封闭系统
E. 自然开放系统

答案解析

三、系统的基本属性

1. 整体性　是系统理论的基本思想。系统的整体性主要表现为系统的整体功能大于系统各要素功能之和。系统是由若干要素组成，每个要素都具有自己独特的结构和功能，但系统的功能不是各要素功能的简单相加。当要素以一定方式有机地组织起来，构成一个整体时，就具有了孤立要素所不具备的新功能。例如，人是一个系统，作为一个有机体，他（她）由生理、心理、社会、精神、文化等各部分组成，人的整体生理功能又由血液循环、呼吸、消化、泌尿、神经肌肉和内分泌等不同系统和组织器官组成。这些组成部分或器官组织中，每一个单独的部分均不能代表和体现人的整体性，只有当各部分相互作用、协调一致时，才形成一个完整的、独特的人。因此，在研究系统对象时，应该将其视为有机的整体，探索每个要素以及要素与要素之间的关系，通过对系统、要素、环境之间关系的分析，认识整体的性质与规律。

2. 相关性　系统各要素之间是相互联系、相互制约的，系统中任何一个要素的性质或作用发生了变化，都会引起其他各要素，甚至于系统整体的性质或功能的变化。

3. 动态性　系统是随时间的变化而变化的，系统为了生存与发展，不断调整自己的内部结构，并且不断与环境之间进行物质、能量与信息的交换和流通。

4. 目的性　每个系统都有明确的目的，不同的系统有不同的目的。系统结构不是盲目建立的，而是根据系统的目的和功能需要，设立各子系统，建立各子系统间的联系。

5. 层次性　是系统的本质属性。每个系统可以分为许多比较简单的、相互联系的子系统（要素）；同时，它自身又是更高层次即超系统的子系统（要素）。例如，人是由不同的器官组成的，但人又是家庭的组成部分，即器官是人的子系统，人是器官的超系统，又是家庭的子系统（图4－2）。系统的层次间存在着支配与服从的关系。高层次支配着低层次，起着主导作用。低层次从属于高层次，它往往是系统的基础结构。

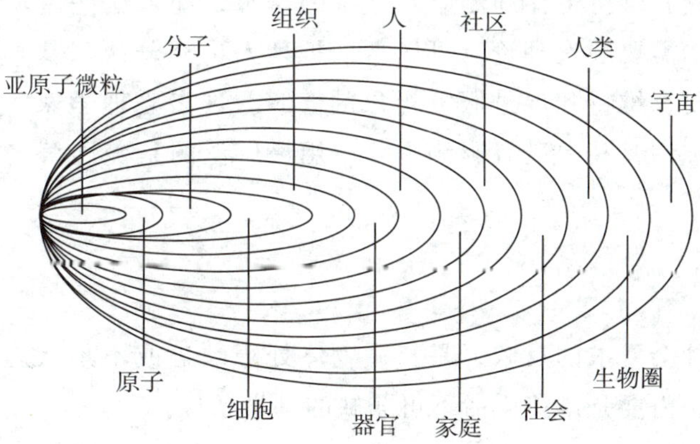

图4－2　一般系统理论示意图

四、一般系统理论在护理中的应用

1. 系统论促进了整体护理思想的产生和发展

（1）人是一个整体　根据一般系统论的观点，人是一个整体。人是由生理、心理、社会、精神、文化等诸多要素组成的。各个要素之间相互联系、相互作用，其中任何一个要素发生变化，都可引起其他要素乃至整个系统的改变。因此，护士在护理病人时，应以整体护理思想为指导，从生理疾患想到可能引起的心理问题，从病人的心理障碍考虑到潜在的躯体症状，促进其整体功能的恢复和发挥。

（2）人是一个开放的、动态的系统　人是一个自然的开放系统，为了维持生命和健康，人与周围自然环境和社会环境之间不断地进行着物质、能量、信息的交换，并受家庭、社区、社会等超系统的影响和控制，以保证自身内环境的稳定，达到与周围环境的协调平衡，维持健康状态。因此，在护理工作中，要维持人的健康，既要考虑到系统对环境的适应性，通过调整人体系统内部结构，使其适应周围环境；又要改变周围环境，使其适应系统发展的需要，使机体与环境保持一种良性循环关系，促使机体功能更好地运转。

2. 系统论是护理程序的基本框架　护理程序是现代护理的核心，它包括评估、诊断、计划、实施和评价五个步骤。护理程序可以看成是一个开放系统。输入的信息是护士经过评估后的病人基本健康状况及对疾病的反应、护理人员的知识水平与技能、医疗设施条件等，经过诊断、计划和实施后，输出的信息主要是护理后病人的健康状况。经过评价与预定的目标进行比较，若病人尚未达到预定健康目标，则需要重新收集资料，修改计划及实施，直到病人达到预定健康目标，这是反馈和再输入的过程。

3. 系统论是护理理论发展的依据　一般系统论为许多护理理论家所借用，如罗伊的适应模式、纽曼的健康系统模式等，这些护理理论和模式又为整体护理的实践提供了坚实的理论支撑。

4. 系统论为护理管理者提供理论支持　护理系统是一个动态的、开放的系统，包括临床护理、护理管理、护理教育、护理科研等一系列相互关联、相互作用的子系统。各子系统内部又有若干层次的子系统，它们之间关系错综复杂，功能相互影响。护理要发展，护理管理者必须运用系统方法使其内部各要素之间相互协调；同时护理系统是社会的组成部分，与外界环境相互作用、相互制约，所以护理系统还需与其他系统协调与平衡，以促进护理学科不断地发展。

PPT

第二节　需要层次理论

微课 1

护理的对象是人，人具有维持生存和健康最基本的需求，如果这些需求未获得满足就会对健康造成威胁，因此学习人类基本需要层次理论，可以帮助护理人员充分认识基本需要的特征和作用，预测并满足护理服务对象的需要，维持和促进服务对象的健康。许多心理学家、哲学家对人的需要进行了研究，提出了不同的需要理论，其中最有影响力、应用最广泛的是美国著名心理学家马斯洛提出的人类基本需要层次论。

一、需要的概念

需要是人脑对生理与社会要求的反映，是指生物体处于缺乏或不足状态时，想去满足或补充那些不足或缺乏的倾向。因此，需要是维持生命不可或缺的基本条件。

当人们的生理、心理和社会的需要出现缺乏状态时，如果机体的自动平衡倾向能让缺乏得到满足，就不产生需要；如果缺乏得不到满足，则产生需要。只有当缺乏得到满足，人体才能达到健康的平衡状态。反之，个体则可能陷入紧张、焦虑、愤怒等负性情绪中，导致人体失去平衡而产生疾病。

二、需要层次理论的内容

美国心理学家马斯洛（Abraham H. Maslow）将人的基本需要按其重要性和发生的先后顺序，由低到高排成五个层次，并形象地用“金字塔”形状来进行描述，形成人类基本需要层次理论（图 4－3）。

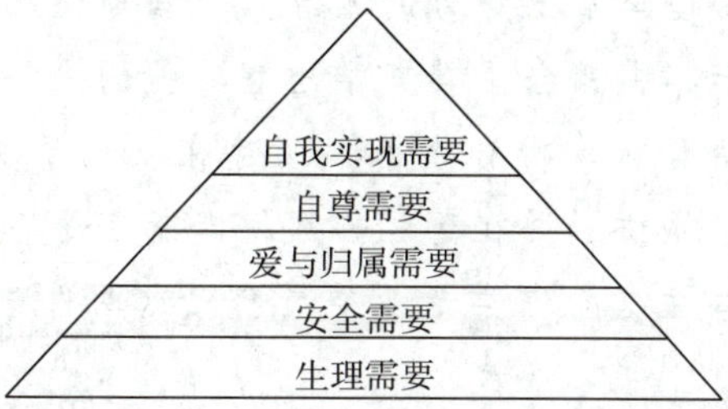

图 4-3　马斯洛基本需要层次理论示意图

（一）生理需要

生理需要是人类最基本的需要，包括空气、水、食物、睡眠、休息、排泄等。生理需要是人类最基本、最低层次、最强有力的需要，是其他需要产生的基础。在一切需要未得到满足之前，生理需要应首先考虑。但当生理需要满足后，它就不再成为个体行为的动力，个体就会产生更高层次的需要。

（二）安全需要

安全需要是人类寻求保障自身，摆脱各种威胁，从而获得安全感的需要，涉及生理和心理两个方面，包括生命安全、财产安全和职业安全等。生理安全是指个体需要处于一种生理上的安全状态，以防身体上的伤害或生活受到威胁；心理安全是指个体需要有一种心理上的安全感，希望得到别人的信任，避免恐惧、焦虑和忧愁等不良情绪。例如，人们更喜欢在熟悉的环境下工作，希望在工作中有良好的人际关系等，都是为了更好地满足生理和心理上安全感的需要。安全需要普遍存在于各个年龄期，尤以婴儿更易察觉。

（三）爱与归属的需要

爱与归属的需要是指个体需要被他人爱和接纳，同时也需要去爱和接纳他人，与他人建立良好的人际关系，产生所属团体的归属感。如渴望父母、朋友、同事、上级等对其所表现的爱护与关怀、温暖、信任、友谊以及爱情等。马斯洛特别强调，人是社会性动物，没有人希望自己孤独生活，总希望有知心的朋友，有温暖的集体，渴望在团体中与他人建立深厚的感情，保持友谊和忠诚。若这一需要得不到满足，人便会感到孤独、空虚与绝望。

（四）尊重的需要

尊重的需要是个体对自己的尊严和价值的追求，包括自尊与他尊两个方面。自尊是指一个人希望自己能够独立、有价值、自由、自信，是人类积极性的源泉；他尊是指一个人希望得到他人的赏识和敬重，渴望自己的能力和工作能够得到社会的认可和肯定。尊重的需要得到满足会使人产生自信、感觉有价值、有能力。反之，将会使人失去自信，怀疑自己的能力和价值，出现自卑、软弱、无能的感受。

（五）自我实现的需要

自我实现的需要是指个体充分发挥自己的潜能，实现自己在工作、学习及生活上的愿望、理想和抱负的需要，并能从中得到满足。它是最高层次的需要，是在其他需要得到基本满足后，才会出现并变得强烈，其需要满足的程度和满足的方式有很大的个体差异。

看一看

马斯洛简介

亚伯拉罕·马斯洛，美国著名的哲学家、社会心理学家、人格理论家和比较心理学家，人本主义心理学的主要发起者和理论家，心理学第三势力的领导人。马斯洛提出了融合精神分析心理学和行为主义心理学的人本主义心理学，于其中融合了其美学思想。他的主要成就包括提出了人本主义心理学和马斯洛需求层次理论，代表作品有《动机和人格》《存在心理学探索》《人性能达到的境界》等。1970 年 8 月国际人本主义心理学会成立，并在荷兰首都阿姆斯特丹举行首届国际人本主义心理学会议。1971 年美国心理学会通过设置人本主义心理学专业委员会。这两件事标志了人本主义心理学思想获得美国及国际心理学界的正式承认。

三、需要层次理论的基本观点

1. 人的需要从低到高有一定的层次性，但不是绝对固定的。

2. 需要的满足过程是逐级上升的。当低层次需要得到满足后，就向高层次发展。越高层次的需要越难满足，满足的方式和差异也越大。

3. 人的行为是由优势需要决定的。同一时期内，个体可存在多种需要，但只有一种需要占支配地位，但优势需要是在不断变动的。

4. 各层次需要互相依赖，彼此重叠。较高层次需要发展后，低层次需要依然存在，只是对人行为影响的比重降低而已。

5. 不同层次需要的发展与个体年龄增长相适应，也与社会的经济与文化教育程度有关。

6. 高层次需要的满足比低层次需要满足的愿望更强烈，同时，高层次需要的满足比低层次需要的满足要求更多的前提条件和外部条件。

7. 随着需要的向上移动，各种需要的意义是因人而异的，它受个人愿望、社会文化影响，也受环境和场合的影响。

8. 人的需要满足程度与健康成正比。在其他因素不变的情况下，任何需要的真正满足都有助于健康发展。

四、需要层次理论在护理中的应用

马斯洛的基本需要层次论对护理思想与活动有着深刻的影响和指导意义，它使护理工作者认识到，护理人员的任务是认识人的基本需要，帮助人们满足基本需要。

（一）需要理论对护理实践的指导意义

1. 帮助护士识别护理对象未被满足的需要 护士按照需要层次论可系统地收集护理对象的基本资料，并进行归纳与整理，以识别不同层次尚未满足的需要。通常这些未满足的需要正是护士需要帮助护理对象解决的健康问题。

2. 帮助护士更好地领悟和理解护理对象的言行 例如，病人住院后想家，希望亲友常来探视和陪伴，这是爱与归属的需要；因化疗而脱发的病人，夏天戴帽子或头巾等饰物，是尊重需要的表现。

3. 帮助护士预测护理对象即将出现或未表达的需要 护士按照需要层次理论对护理对象可能出现的问题采取预防措施，防止问题的发生，以达到预防疾病的目的。例如，对长期卧床的病人，护士为其提供整洁、干燥的床单位，采取有效的皮肤护理措施，避免皮肤完整性受损。

4. 帮助护士识别护理对象需要的轻重缓急 根据需要层次论及各层次需要之间的相互影响，判断护理问题的轻、重、缓、急，按其优先次序制订和实施护理计划，并对影响满足的因素，采取有效的护理措施，满足护理对象的各种需要。例如，对各种大出血的病人，护士工作的重点是满足病人的生理需要。

（二）帮助护理对象满足基本需要

个体在健康状态下，能依靠自己满足基本需要，但在患病后情况就发生了变化。一方面疾病可导致个体某些需要增加，而另一方面个体满足自身需要的能力却明显下降。因此需要护理人员作为一种外在的支持力量，制订和实施相应的护理措施帮助病人满足需要，恢复机体的平衡与稳定。

1. 生理的需要 疾病常使个体的基本生理需要得不到满足而表现为缺氧、电解质紊乱、营养失调、失眠、排泄障碍等，甚至可导致病人死亡。护理工作的重点是了解病人的基本需要，采取有效措施予以满足。

2. 安全的需要 病人在患病期间，由于舒适状态的改变、疾病的威胁、生活环境的变化等，会感到生命受到威胁而使安全感明显降低。他们一方面寻求医护人员的帮助和保护，另一方面又担心会发生医疗护理失误。护理人员应加强对病人的入院介绍和健康教育，避免各种损害因素，提高诊疗、护理水平，减轻病人的精神困扰，增强病人的自信心和安全感。

3. 爱与归属的需要 病人在住院期间，由于与亲人的分离及生活方式的变化，常会产生孤独感，因此，爱与归属的需要变得更加强烈。他们希望亲人对自己表现更多的爱和关心，也为自己不能如健康时那样施爱于亲人而痛苦自责。护理人员应协助病人尽快熟悉环境，建立良好的护患关系，使病人感受到护理人员的关怀和爱心。同时要加强同其家属、亲友的沟通，鼓励家属探视，减轻病人的孤独感，满足病人爱与归属的需要。

4. 自尊的需要 疾病可导致个体某些方面能力下降甚至丧失，导致个体的自我概念紊乱，影响其对自身价值的判断，担心自己成为别人的负担，担心被轻视等。护理人员在与病人的交往中应注重病人的感受，尊重病人的隐私权，同时应充分调动病人的自我护理能力，以增强病人的自尊感。

5. 自我实现的需要 个体在患病期间最受影响而且最难满足的需要是自我实现。疾病不可避免地导致个体暂时或长期丧失某些能力，不得不离开学习或工作岗位，常使病人陷入失落、沮丧，甚至悲观、绝望的情感状态。这种不良情感反过来又会使个体的健康状况进一步恶化。护理的功能是保证低层次需要的满足，为自我实现需要的满足创造条件。在此基础上，护理人员应鼓励病人表达自己的个性、追求，帮助病人认识自己的能力和条件，战胜疾病，为达到自我实现而努力。

（三）满足护理对象需要的方式

1. 直接满足护理对象的需要 对暂时或永久性丧失某些能力影响基本需要的护理对象，护理人员应采取有效措施，满足其基本需要，减轻痛苦，维持生命。如昏迷、瘫痪等病人，需要护理人员为其提供全面的帮助。

2. 协助满足护理对象的需要 对部分基本需要无法自我满足的个体，护理人员应有针对性地给予必要的帮助和支持，协助其发挥最大的潜能，达到最佳的独立状态，促进恢复。如协助卧床病人进食、功能锻炼等。

3. 间接满足护理对象的需要 对那些有自护能力，但缺乏知识、信息和专业技术的病人，护理人员可通过健康教育、卫生宣教、咨询指导、科普讲座等多种形式为病人提供卫生保健知识，以提高自我满足需要的能力；通过改变环境，消除阻碍或影响护理对象基本需要满足的因素，避免健康问题的发生或恶化。如协助糖尿病病人制订饮食计划，对孕产妇进行保健知识宣教和育儿指导等。

无论护理人员通过哪种方式满足病人的需要，其最终目的都是希望他们能独立满足自我需要。

护爱生命

张海迪，1955年9月16日出生，中国著名残疾人作家，哲学硕士。张海迪五岁时因患脊髓血管瘤，高位截瘫。十五岁时随父母前往聊城莘县一个贫穷的小村子，自学针灸医术，先后读完了《针灸学》《人体解剖学》《内科学》《实用儿科学》等医学书籍，为当地村民无偿治病。1983 年张海迪开始文学创作，先后翻译了数十万字的英语小说，编著了《生命的追问》《轮椅上的梦》等书籍。其中《轮椅上的梦》在日本和韩国出版，而《生命的追问》获得了全国“五个一工程”图书奖。1983 年 3 月 7 日，共青团中央在北京举行表彰大会，授予张海迪“优秀共青团员”称号。2017 年 6 月 19 日，获国际残奥委会主席参选提名。2018 年 9 月 16 日，担任中国残疾人联合会第七届主席团主席。

第三节　压力与适应理论

PPT

人的一生可能会经历各种各样的压力，尤其在竞争激烈的现代社会中，人们对生活中的压力感受已越来越明显。在压力作用下，人会产生生理、心理、社会、精神等多方面的综合反应。某些心身疾病，如溃疡病和高血压等与压力关系密切。因此，学习压力与适应的理论，可以帮助护士观察和预测护理对象的压力，并采取相应的护理措施帮助其避免和减轻压力，提高身心适应能力，促进和维护护理对象的身心健康。

一、压力概述

（一）压力

压力又称应激或紧张，是一个比较复杂的概念，不同学科中对压力有不同的解释，目前普遍认为，压力是个体对作用于自身的内外环境刺激作出认知评价后引起的一系列非特异性的生理及心理紧张性反应状态的过程。

（二）压力源

压力源又称为应激源或紧张源，是指任何能使个体产生压力反应的内外环境中的刺激。生活中常见的压力源有以下几类。

1. 生物性压力源　如各种细菌、病毒、寄生虫等。

2. 物理性压力源　如温度、湿度、光、声、电、放射线等。

3. 化学性压力源　如药物、酸、碱等。

4. 生理、病理性压力源

（1）正常生理功能变化　如青春期、妊娠期、更年期等，或基本需要未满足，如饥渴、活动等。

（2）病理性改变　如缺氧、脱水、电解质紊乱、疼痛或手术、外伤等。

5. 心理、社会性压力源

（1）一般性社会因素　如丧失亲人、家庭或工作中人际关系不协调。

（2）灾难性社会事件　如地震、洪水等。

（3）心理社会因素　如参加考试、结婚、毕业分配等。

（三）压力反应

压力源作用于个体时，个体出现的一系列非特异性表现称为压力反应。压力反应主要表现在以下四个方面。

1. 生理反应　表现为心率加快、血压增高、需氧量增加、呼吸急促、肌张力增加、免疫力下降、胃肠蠕动减慢等。它是人的本能反应。

2. 心理反应　表现为焦虑、抑郁、否认、压抑、恐惧、挫折、愤怒等。

3. 认知反应　轻度压力可使人的注意力集中，分析问题与解决问题的能力增加。但是，持续的、强烈的压力可以降低个体的判断与决策能力。

4. 行为反应　表现为下意识过多地重复某些动作、语速增加或迟钝、难以用语言表达、频繁出错、行为混乱或退化等。

人们面对压力会出现上述多种表现。根据不同情况下对压力源和压力反应的研究得出以下结论：①多种压力源可以引起同一种压力反应；②不同的人对同样的压力源，反应可以是各种各样的；③对极端的压力源如灾难事件，大部分人的反应方式是类似的；④大多数人都能设法避免外伤、疼痛、过高或过低温度等一般性的压力源；⑤压力反应的强度和持续时间取决于既往的经历、社会交往型态、该情景对个体的意义等。

二、压力与适应理论的内容

（一）压力与适应理论——塞里的压力与适应学说

汉斯·塞里（Hans Selye）是加拿大著名的生理心理学家，他于20世纪40～50年代对压力进行了广泛的研究，并于1950年出版了第一本专著《压力》（又译为《应激》），其压力理论对压力研究产生了重要影响，因此被称为“压力理论之父”。

1. 一般理论　压力是人体对任何需求作出的非特异性反应。这种非特异性反应是一种无选择的、影响了全部或大部分系统的反应，也就是整个身体对任何作用于它的特殊因素所进行的适应，而不是某一器官或系统。例如，对严寒和酷暑，人体是通过发抖和出汗这两种不同的表现进行适应。虽然这两种特异性反应不同，但严寒和酷暑这两种应激源所引起的非特异性反应却是相似的，都能迫使人体的神经系统、血管和皮肤作出适应，促使机体恢复到平衡状态。

2. 全身适应综合征学说　机体对面临长期不断的压力源而出现非特异性的、全身性反应，如全身不适、疲乏、疼痛、失眠、胃肠功能紊乱，是不同压力源的共同反应，是通过下丘脑－垂体－肾上腺轴产生的。全身适应综合征（GAS）解释了不同的压力源作用下，机体产生相同的压力反应的原因。此外，塞里还提出了局部适应综合征（LAS）的概念，即压力源作用于人体时，机体在出现全身反应的同时所出现的某一器官或区域内的反应，如局部的炎症、溃疡等。

无论是全身适应综合征，还是局部适应综合征，塞里认为身体的压力反应按照一定的阶段性过程进行，分为以下三期（图4－4）。

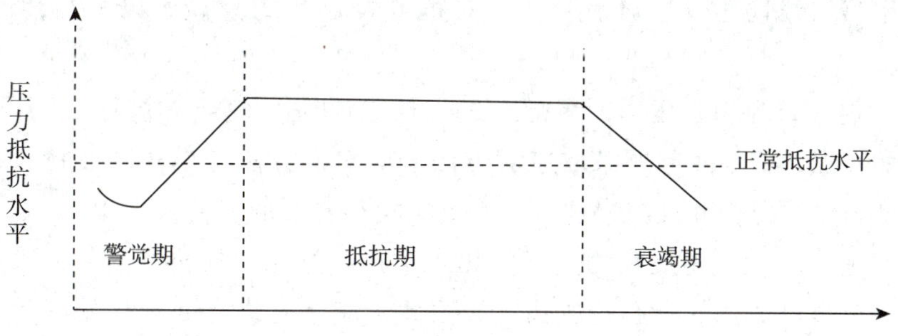

图4－4　全身适应综合征的三个阶段

（1）警觉期　人体觉察到威胁，激活交感神经系统而引起的警戒反应。在生理方面主要通过内分泌作用使身体有足够的能量去抵御压力，如心率加快、血压上升、血糖升高、瞳孔扩大等，持续的时间从几分钟到数小时。在心理方面主要通过人的心智活动而增加认知的警戒性。如果防御有效，则机体会恢复正常活动。如果压力源过强，有可能使人患病死亡。若压力源持续存在，在产生警戒反应之后，机体就转入第二反应阶段。

(2) 抵抗期　此期以副交感神经兴奋及人体对压力源的适应为特征。机体的防御力量与压力源相互作用，处于持衡状态。作用结果有两种：一是机体成功抵御了压力，内环境恢复稳定；二是压力持续存在，人体的抵抗能力无法克服，进入衰竭期。

(3) 衰竭期　发生在压力源强烈或长期存在时。人体在适应过程中适应性资源被耗竭，不能代偿性地应对压力源，抵抗能力已经达到极限，随之迅速崩溃。警戒期的症状再次出现，但已是不可逆的，容易出现各种身心疾病或严重的功能障碍，导致全身衰竭，最终可能会面临死亡。

（二）压力的防卫

压力存在于人类社会生活的各个时期及各个领域。正确应对压力，可以减少及避免压力对个体的不良影响，以保护个体的健康及整个社会的安宁。以下防卫模式，有助于人们避免严重压力反应。

1. 第一线防卫——生理与心理防卫　当个体遭受压力源的作用时，首先启用生理与心理的防卫保护自己，一线防卫有益于个体的心理成长与发展。

(1) 生理防卫　包括遗传素质、身体状况、营养状态及免疫功能等。如完整的皮肤和健全的免疫系统可保护人体免受病毒和细菌的侵袭，而营养不良，即使受轻伤也容易感染。

(2) 心理防卫　是指心理上对压力作出适当反应的能力。人们常在潜意识的状态下运用一种或多种心理防卫机制，以解除情绪冲突、避免焦虑和解决问题，这是自我保护行为。机体常用的心理防卫机制如下。

1) 退化　个体的行为回到以前的发展阶段，而不适合目前的发展阶段。如一个成年人遇到某种事情，坐在地上大哭大闹。

2) 合理化　从多个理由中选出合乎自己需要的理由加以强调，以维持自尊和避免内疚，如谚语有“吃不到葡萄说葡萄酸”。

3) 否认　拒绝承认那些会对自身造成威胁的事实，是个体面临突如其来事件的常见反应，如拒绝承认自己患有癌症。

4) 转移　将对某一对象的情感或行为转移到另一个较能接受的代替对象身上。

5) 补偿　个体用其他方面的成功或出众来弥补某些方面的缺陷。

6) 升华　有意识地将个人的精力从烦恼的事件或无法实现的目标转向较为崇高的方面。

2. 第二线防卫——自力救助　如果压力反应严重，压力源突破第一线防卫，出现一些心身应激反应，此时就必须使用第二线防卫——自力救助，对抗或控制压力反应，以减少急、慢性疾病的发展机会。

(1) 正确对待问题　首先识别压力的来源，进行自我评估。如当一个人工作压力大、人际关系差时，不要否认问题的存在，应针对问题采取应对方法。应对的方法是设法改变情景，若不可能改变压力源，至少可以改变自己的感受和反应，这对身心健康是很重要的。

(2) 正确对待情感　当人们遭受压力后，常出现焦虑、紧张、挫折、生气或其他情绪情感。这些情感体验持续时间过久会对个体的身心造成伤害，因此，应及时进行处理。处理的方法是首先找出引起这些情感体验的原因，有哪些伴随的生理反应，如食欲缺乏、心悸、失眠等；其次，要承认这些情感，并进行认真地分析、排解，恰当地处理好自己的情绪，如与朋友交谈或适当运用心理防卫机制等。

(3) 利用可能的支持力量　当个体经受压力时，如果有一个强有力的社会网予以支持，可有效地帮助其走出困境。如一个人因某事件感到焦虑时，若能与一个有过类似经验并能设身处地地为其设想的朋友交谈，是很有益处的。此外，寻求有关的信息也能减轻焦虑，如介绍肿瘤病人参加癌症俱乐部。动员社会支持系统中的重要成员，一般是父母、配偶、子女和好友等的关心和帮助，使病人感受到他人的关心和爱护。

（4）减少压力的生理影响　良好的身体状况与生活习惯是有效抵抗压力源侵入的基础。相反，身体状况欠佳或生活习惯不良，会使个体对压力源的抵抗能力降低，容易出现严重的压力反应。因此，提高人们的保健意识，如养成良好的生活习惯、注意改善营养状况等，有助于加强第一线防卫。

3. 第三线防卫——专业辅助　当强烈的压力源导致心身疾病时，就必须寻求医护人员的帮助，由医护人员提供有针对性的治疗和护理，如药物治疗、物理治疗和心理治疗等，并给予必要的健康咨询和教育来提高个体的应对能力，以利于康复。反之，如果医护人员辅助不及时或不当，未得到控制的压力源可能导致慢性疾病或精神疾病，如溃疡性结肠炎、慢性抑郁症等，这些疾病本身又可成为压力源，而加重病人的负担。

（三）压力的适应

1. 适应的概念　适应是指压力源作用于机体后，机体为保持内环境的平衡而作出改变的过程。适应是生物体得以生存和发展的最基本特性，是区分于非生物体的重要特征之一，也是应对行为的最终目标。个体在遇到任何压力源时，都会努力去适应，如果适应成功，身心状态可以恢复平衡；若适应失败，就会导致身心疾病。

2. 适应的层次

（1）生理适应　是指通过体内生理功能的调整，适应内外环境的变化对机体的影响，其目的是帮助机体维持在正常的生理功能范围内，以维护机体的生存与健康。这是个体处在无意识的状态下机体自动产生的适应，可分为代偿性适应和感觉适应。

1）代偿性适应　是指当外界对人体的需求增加或改变时，人体就会作出代偿性的变化。如一个初学跑步者，开始会感到呼吸急促、心跳加快、肌肉酸痛等，但坚持一段时间后，这些感觉就会逐渐减轻和消失。

2）感觉适应　是指人体对某种固定情况的连续刺激而引起的感觉强度的减弱。如持续嗅某一种气味，感觉强度会逐渐降低，人们很快就适应了这种气味。

（2）心理适应　是指当个体经受心理应激时，通过调整自己的态度、情绪去认识和处理问题，以恢复心理上的平衡。一般可运用心理防卫机制或学习新的行为（如松弛术）来应对压力源。如癌症病人平静接受病情，积极配合治疗；丧失亲人后从悲痛中解脱出来面对生活等都是良好的心理适应。

（3）社会文化适应　是指调整个人的行为模式使之与其周围的社会群体及其他文化相符合、相协调。如不同家庭有不同的生活、饮食习惯，新组成的家庭成员必须相互适应，与其他民族、宗教、思想、传统和习俗等相适应，如入乡随俗就是一种社会文化的适应。

（4）技术适应　是指人们在运用文化遗产的基础上创造新的科学工艺和技术，以改变周围环境，控制自然环境中的压力源。同时，现代科学技术的运用又产生了许多新的压力源，如噪声、水和空气污染等，需要进一步去克服和适应。

三、压力与适应理论在护理中的应用

压力对健康的影响是双向性的，它既可以损害健康，也可以有益于健康。应用压力与适应理论可帮助护士正确认识病人和自身压力，并动员足够资源缓解压力，促进身心健康。此外，护理人员在护理病人的同时，也要学习自我应对压力的技巧。

（一）护理对象常见的压力源与应对策略

1. 住院病人常见的压力源

（1）环境陌生　病人对医院环境的陌生，饮食不习惯，对医护人员的不熟悉，对住院的作息制度不适应等。

（2）疾病威胁　病人感受到严重疾病造成的威胁，担心可能罹患了难治或不治之症，或即将手术，有可能致残等。

（3）与外界隔离　病人与所熟悉的家庭环境、工作环境隔离，失去重要的社会角色，不能与家人和朋友谈心，与病友、护士之间缺乏沟通不被医护人员重视等。

（4）自尊丧失　病人因疾病而丧失自理能力，需由他人照顾，不能独立完成沐浴、穿衣、进食、如厕等日常活动，且必须卧床休息，不能按自己的意志行事等。

（5）缺少信息　病人对诊断、检查、治疗及护理措施不清楚，对一些医学术语不理解，提出的疑问得不到满意的解答等。

2. 帮助病人应对压力的策略

（1）评估压力　评估病人压力反应的程度、持续时间、过去的应对方式及可以得到的社会支持，协助病人找出压力源，以便采取积极有效的应对方式。

（2）帮助病人适应医院环境　为病人创造一个安静、整洁、舒适、安全的病室环境；主动热情地接待病人，介绍主治医生、护士、同室病友及医院的环境和有关规章制度，减轻病人的陌生感和孤独感。

（3）协助病人适应角色　护士对病人要表示接纳、尊重、关心和爱护，使其尽快适应病人角色。①心理疏导：因人而异与各类病人进行沟通，倾听他们的诉说，并给予解释、引导和安慰。②鼓励参与：对住院病人，激发其兴趣，克服依赖心理，让病人参与治疗和护理计划，使疾病得到早日康复。③培养自立：对恢复期病人，要避免病人角色强化，启发病人对生活树立信心，早日重返社会。

（4）协助病人建立良好的人际关系　鼓励病人与医护人员及同室病友交往，融洽相处；动员家属及社会支持系统的关心和帮助，使病人感到周围人对他的关爱和重视，从而达到心理平衡、心情愉悦，如组织慢性病和肿瘤病人参加有关康复团体等。

（5）提供病人有关疾病的信息　护士及时向病人提供有关疾病的诊断、治疗、护理、预后等方面的信息，会减少病人由于疾病知识缺乏而产生的恐惧和焦虑，增加病人的自控能力和心理安全感，使病人发挥自己的主观能动性，更好地配合治疗及护理。

（6）协助病人保持良好的自我形象　病人因疾病的影响，自理能力下降，如有些危重病人连最基本的饮食、洗漱等都不能正常进行，活动也受到限制，这样会使病人失去自我而自卑。护士应尊重病人，用温和的态度与其沟通，协助病人生活护理，保护他们的隐私，保持病人整洁的外表，改善自我形象，从而恢复自尊和自信。

（二）护士的职业压力与应对策略

1. 护士的工作压力　护士在工作中不可避免地会遇到各种压力源，如护理专业的问题、不良的工作环境、工作的高风险性、工作负荷过重及复杂的人际关系、社会偏见、知识缺乏、待遇低下等。这些压力源会使护士产生工作疲惫感，表现为躯体、情绪和行为的异常，如情绪不稳定、易激惹、对护理对象漠不关心等，严重时可影响护士的身心健康与工作质量。

（1）不良的工作环境　医院作为诊治疾病、提供医疗卫生保健服务的医疗机构，有害的致病因子如细菌和病毒、核放射的威胁、拥挤的工作空间及令人不愉快的气味，都是护士不得不面对的工作环境。

（2）紧张的工作性质　护士工作事关人民的生命与健康，护士在工作中经常面临各种困境，如急危重症抢救与监护、生离死别、新技术的开展以及各种疾病的威胁等，这些都注定了护理工作的紧张忙碌和责任重大。

（3）沉重的工作负荷　由于人们对医疗卫生服务的需求日益增长，而在各级各类医疗机构中护士数量普遍不足，护士的工作负荷越来越大，加上频繁倒班，尤其是夜班扰乱了人的正常生理节律，对护士的身心、家庭生活和社交活动都产生了不良的影响。

（4）复杂的人际关系　医院是一个复杂多变的环境，护士面对的是经受疾病折磨、心理状态和层次不同的病人，要应对病人及家属焦虑、恐惧、悲伤、愤怒等情绪变化，这必将增加护士的心理压力。同时，医护关系也是主要的压力源，由于社会上部分人仍存在对医生更尊重和认可，认为护士只是医生的助手的看法，使护士对自身的价值产生怀疑。同时，工作中医护协调上的冲突，也会使护士产生压力。

（5）高风险的工作性质　护士的职责和基本任务是满足病人的各种需要，减轻病人的痛苦，帮助病人恢复健康，在紧张的工作环境中担心发生差错事故也是护士的工作压力源之一。护士在工作中如果出现差错事故，如打错针、发错药等，不仅会威胁到病人的身心健康，而且护士也必须为此承担相应的责任，这种高风险也给护士带来很大的心理压力和工作压力。

2. 护士工作压力的应对策略　要有效应对护士的工作压力，应从各级管理阶层的支持和个人应对两方面考虑。只有双管齐下才能有效地减轻护士的工作压力，预防和缓解护士的工作疲惫感。

（1）各级管理阶层的大力支持　《2012 年推广优质护理服务工作方案》中已明确指出了切实落实护士编制，保证护士福利待遇，落实支持保障措施，同时要求加大护理培训力度。根据实际需要开展新护士规范化培训、专科培训、管理培训和创新能力培训。另外，医院应根据实际情况，制定长、短期职业倦怠干预培训，帮助个体构筑职业倦怠体系，从职业素质、身体素质、心理素质等方面促进护理队伍的成长。

（2）护士个体的应对方法　护士应建立正确的价值观，增强自身应对工作及生活压力的能力。

1）明确自身价值，正确认识压力　护士应充分了解自我，树立正确的职业观，设立现实的期望和目标，掌握必要的心理健康知识，对工作压力进行积极地评估，学会应付各种压力的心理防御技巧。

2）加强学习，提高自身业务技能　积极参加继续教育，不断提高专业知识与技能水平，提高自我调节、解决问题等应对压力的能力。

3）采用放松技巧　护士应合理安排工作及生活，培养一些轻松、健康的兴趣与爱好，在工作之余得以放松。在面临压力时，护士可采用适宜的自我调节的方法，如瑜伽术、按摩、听音乐、散步、阅读、应用心理暗示法等。

4）动用社会支持系统　护士在面临压力时应积极疏导不良情绪，寻求必要的帮助，利用各种社会支持系统减少压力对健康的损害，如向亲属、朋友、同事倾诉等。

5）大力宣传和树立护理队伍中的先进典型　对作出突出贡献的护士实施奖励，推动全社会尊重护士的良好风尚，提高护士地位。妥善处理各种人际关系，减少因人际关系紧张或冲突带来的压力。

总之，压力在人的一生中是无法避免的，护士应灵活运用压力与适应理论知识，在做好病人的压力管理的同时，也要做好自身的压力管理，以缓解或消除病人的压力及自己的工作压力，避免工作疲惫感，不断提高护理服务质量。

想一想

护理人员在工作中常见的压力源有哪些？应该如何面对自身在工作中面临的压力？

答案解析

PPT

第四节　成长与发展理论

成长，又称生长，是指机体细胞增殖而带来的个体在生理方面的量性增长。发展，又称发育，是指个体随年龄增长与环境互动而产生的身心变化过程。人类的成长与发展是一个有规律、可预测的动态过程，它是个体生理、心理、社会、情感、认知、道德、精神等方面综合协调发展的过程。成长发展理论源于发展心理学，主要研究在不同生命阶段中个体身心变化的特点、规律和影响因素。学习成长与发展理论，有助于护理人员准确地评估、识别不同生命阶段服务对象的身心状况及需求，从而为提供全方位的护理服务奠定基础。现以护理领域中应用比较广泛的成长与发展理论作介绍。

一、弗洛伊德的心理学说

西格蒙德·弗洛伊德（Sigmund Freud，1856—1939），奥地利著名的精神病学家、心理学家、精神分析学派创始人，被誉为“现代心理学之父”。

弗洛伊德通过精神分析法观察人的行为，创立了性心理发展学说。该学说包含三个影响广泛的理论：意识层次理论、人格结构理论和人格发展理论。

（一）意识层次理论

弗洛伊德认为人的意识是有层次的，可分为意识、潜意识、前意识。

1. 意识　是指个体直接感知的心理活动部分，是心理活动中与现实联系的部分，如感知觉、意志、情绪和思维等，被形容为海平面以上的冰山之巅部分。

2. 潜意识　又称无意识，是指个体无法直接感知到的心理活动部分。其主要内容是不被外部现实和道德理智所接受的各种不能得到满足的冲动、欲望和需求。潜意识虽然不被意识所知觉，但它是整个心理活动的原动力，被形容为海平面以下的冰山部分。

3. 前意识　又称下意识，介于意识和潜意识之间，主要包括当前未被注意到或未在意识之中，但通过自己特别注意或经过他人的提醒又能被带到意识层面的心理活动，被形容为介于海平面上下部分，随着波浪的起伏时隐时现。

意识、前意识、潜意识作为人的基本心理结构，在个体适应环境的过程中各有其功能。意识保持着个体与外部现实的联系和相互作用；潜意识使个体的心理活动具有潜在的指向性，潜意识中潜伏的心理矛盾、心理冲突等常常是导致个体产生焦虑不安，乃至心理障碍的症结。

（二）人格结构理论

弗洛伊德认为人格由三部分组成，即本我、自我和超我。

1. 本我　是人格结构中最原始部分，由与生俱来的人类基本需求构成，是潜意识的根源。本我受快乐原则支配，其目标即在于争取个体获得最大的快乐，而避免最小的痛苦。

2. 自我　是人格结构中最现实的部分。当个体在现实环境中无法立即满足本我的需求时，本我中就会分化出自我，“自己”这一意识随之觉醒。自我遵循现实原则，能根据实际条件以合理的方式来满足本我的要求。它的主要作用是调节本我与超我之间的矛盾，即在满足本我的需求的同时，遵循超我的指导。

3. 超我　是人格结构中最理性的部分，是能进行自我批判和道德控制的理想化的自我。它是个体在成长过程中受社会规范、伦理道德及价值观念等影响而形成的，是个体社会化的结果。超我遵循道德原则，其主要职责是指导自我依照道德良心行事，限制、压抑本我的本能冲动，使个体的行为符合社会规范要求。

在通常情况下，本我、自我和超我是处于协调和平衡状态的，从而保证了个体人格的健康发展。如果三者出现失调，则会产生心理障碍，危及人格的正常发展。

（三）人格发展理论

人格发展理论又称为性心理发展论，主要研究性心理的发展特点与规律。弗洛伊德认为人类是倾向自卫、享乐和求生存的，而这一切活动的内在动力都源自于机体的本能冲动，即性本能。他认为人格发展过程就是一个满足性本能的过程。从出生到成年，人格的发展会经历五个阶段，每个阶段的性本能会出现在身体的不同部位，需通过不同的方式给予满足。任何阶段的性本能需求不能被满足或受压抑后，其人格发展都可能出现“固结”（即个体因为忧虑出现人格发展停滞的现象），进而发展为不同程度的精神疾患或变态心理。弗洛伊德认为成年人的人格结构在儿童期就已基本成型，儿童早年的成长环境、成长经历对其成年后人格的形成有着重要的影响。

1. 口欲期（0～1.5 岁） 此期性本能集中在口腔，通过吸吮、吞咽、咀嚼等经口的活动获得快乐和安全感。此阶段如能及时、恰当地满足婴儿的口欲需求，给予悉心的照顾和充分的陪伴，则能建立稳定坚实的母婴或亲子关系，使婴儿获得足够的安全感和信任感，为今后对社会、他人产生信任感，形成自信、乐观、开放的性格奠定基础。

2. 肛门期（1.5～3 岁） 此期快乐的中心转移到直肠及肛门，愉快感主要来自排泄及自身对排泄的控制。这一时期通过耐心训练，鼓励幼儿形成对大小便的有效控制，给其留下愉快的体验，并养成良好的卫生习惯。这将有利于幼儿长大后形成独立、自信、果断从容的个性。

3. 性蕾期（3～6 岁） 此期性本能集中在生殖器，孩子对自身性器官产生强烈的好奇，并觉察到性别的差异，开始依恋异性父母，可能出现恋异性父母情结。此期应引导儿童与同性别父母建立性别认同感，以促进正确的性别认同和道德观念的形成。

4. 潜伏期（6～12 岁） 这一时期受家庭教养、社会环境及自身躯体发育的影响，性本能活动埋入潜意识，兴趣由对自己及父母的注意逐渐扩大到周围的事务上，如智力、身体活动等。此期应鼓励儿童认真学习，努力提高知识技能，积极锻炼身体，与同龄人多交往，积累人际交往经验，在这些活动中获得愉快的体验，促进健康人格的发展。

5. 生殖期（12～18 岁） 性本能重新回到生殖器，个体注意力转向寻找年龄相近的异性伴侣并与之建立起成熟的两性关系上。此期青少年进入青春发育期，性器官发育逐渐成熟，性心理发展迅猛，易被异性所吸引，开始出现异性恋。但由于其社会经验不足，心理水平还较幼稚，意志亦较薄弱，易受外界不良诱惑影响而致犯错。因此，该期应正确引导青少年与异性的交往，鼓励其通过学习、体育锻炼、发展兴趣爱好等社会认可的方式释放性能量，逐步建立良好的两性关系和正确的道德观。

二、艾瑞克森的心理社会发展学说

爱利克·艾瑞克森（Erik H Erikson，1902—1994），美国哈佛大学心理学教授，著名的发展心理学家和精神分析学家。他继承了弗洛伊德的性心理发展理论，并根据自己的人生经历及多年从事心理治疗的经验，提出了解释整个生命历程的心理社会发展学说。他强调文化及社会环境在人格发展中的重要作用，认为人的发展包括生物、心理、社会三方面的变化过程，此过程由八个发展阶段组成，每一阶段都有一个特殊的社会心理危机必须解决。成功地解决每一个阶段的危机之后，会逐渐形成健全的人格；否则就会出现情绪障碍，进而形成不健全的人格。

1. 婴儿期（0～1.5 岁） 信任对不信任。艾瑞克森认为，信任是人对周围现实的基本态度，是健康人格的根基。所谓基本信任，就是个体的需要与外界对其需要的满足保持一致。婴儿必须依靠他人满足自己的基本需要，如果能从父母及他人那里获得满足，就会对现实、对人产生信任感。如果得不到足够的关心与照顾，需要不能得到满足，就会产生不信任感。这种不信任感持续发展下去，就会形成缺乏安全感、猜疑、不信任、不友好等人格品质。

2. 儿童期（1.5～3岁） 自主对羞愧（或怀疑）。此阶段是促进儿童获得自主感而避免怀疑感与羞愧感阶段。此时儿童开始有了独立自主的要求，开始“有意志”地决定做什么或不做什么。如果父母及其他照顾者，正确引导并鼓励儿童独立地去完成力所能及的事情，提供让儿童自己做决定的机会并适时表示赞赏，对需要限制、约束儿童的行为给予耐心解释与安慰，孩子通过体验自己的能力和对环境的影响力，能逐渐形成自主、独立的人格特征。相反，如果对儿童过分溺爱，处处包办代替，或过分严厉，稍有差错就粗暴地斥责，甚至体罚，孩子将无法体查自己的能力，易产生自我怀疑与羞愧感。

3. 学龄初期（3～6岁） 主动对内疚。这一时期儿童开始发展自己的想象力，知觉行动能力也得到较快发展。因而，此期儿童有较强的主动探索欲望，好奇、好问，善于提出各种设想和建议。如果成人能耐心对待并细心回答他们的问题，适当评价、鼓励他们的活动和建议，则有利于提高孩子的自信心和创造力，增强其探索的主动性。反之，成人缺乏耐心，简单粗暴地对待孩子提出的问题或设想，甚至过分限制、讥笑，则会造成儿童胆怯、懊悔、内疚等人格特征。

4. 学龄期（6～12岁） 勤奋对自卑。该阶段的儿童主要在学校接受教育，通过学校生活，锻炼适应社会的能力，掌握今后生活所必需的知识和技能。此时儿童会注重追求学习上获得成功和得到赞许。若通过勤奋学习而获得了成功与赞许，他们就会继续勤奋努力，乐观进取，养成勤奋学习、勤奋工作的品质。如果屡遭失败，则易丧失自信和进取心，形成冷漠、自卑的人格特征。

5. 青春期（12～18岁） 自我认同对角色混乱。自我认同是在前四个阶段发展的基础上对自我认识的整合，即自己究竟是一个什么样的人，自己与别人的异同，以及认识自己的过去、现在和将来在社会生活中所发挥的作用。如果在前四个阶段建立起信任、自主、主动、勤奋等，所想所做符合自己的实际身份，就能获得或建立起同一性，可以顺利地进入成年期。相反，在前四个阶段形成过多的不信任、羞怯、内疚、自卑，就会产生同一性混乱或角色混乱，陷入无所适从。

6. 成年早期（18～35岁） 亲密对孤独。该阶段是学会爱与分享，获得亲密关系，避免孤独的阶段。只有在上一阶段青春期的自我同一性发展完善的青年人，才能把自己的同一性与他人的同一性融合为一体。与他人同一性的融合，意味着需要付出，会有自我牺牲或损失。在这个时期，需要学会与各种人相处，不管你是否喜欢别人。能与他人建立亲密关系（友情或爱情）的人，才能获得亲密感，否则将产生孤独感。

7. 成年期（35～65岁） 创造对停滞。壮年期与中年期是成家立业的阶段，也是获得创造感，避免“自我专注”的阶段。这一阶段有两种发展的可能性，一种是向积极方面发展，个人除关怀家庭成员，关心下一代外，还会扩展到关心他人、关心社会。他们在工作上积极进取、勇于创造，追求事业的成功；另一种可能性是向消极方面发展，即发展停滞，只关注自己和家庭的幸福，而不关心他人（包括儿童）的需要和利益，即使有创造，其目的也完全是为了自己的利益和需要。

8. 成熟期（65岁以上） 完善对失望。进入成熟期，如果个体在前面七个阶段的心理发展危机都得到了较好的解决，此时回顾一生就会觉得这一辈子过得有价值，生活得有意义，从而产生自我完善感，即有种圆满与满足感。相反，如果未解决的危机较多，就会产生失望感。

艾瑞克森认为，在每一个心理社会发展阶段中，解决了核心问题之后所产生的人格特质，都包括了积极与消极两方面的品质，如果各个阶段都保持向积极品质发展，就算完成了这阶段的任务，逐渐实现了健全的人格，否则就会产生心理社会危机，出现情绪障碍，形成不健全的人格。护士给不同心理社会发展阶段病人提供的护理支持见表4－1。

表 4-1　艾瑞克森的心理社会发展过程

阶段	发展危机	发展任务	护理支持
婴儿期（0～1.5 岁）	信任对不信任	建立信任感	及时满足婴儿的各种需要，时常给予爱抚，尽力减少不适与疼痛
儿童期（1.5～3 岁）	自主对羞愧	促进自我控制，增强自信和自主性	鼓励患儿进行力所能及的活动，为其提供做决定的机会，鼓励并赞扬患儿自己做决定；对治疗带来的限制约束和疼痛，耐心解释，适时安慰
学龄初期（3～6 岁）	主动对内疚	增强主动性	满足患儿的合理要求，及时倾听其感受；引导患儿在游戏中探索世界，了解社会规则；指导其设立合适的目标并努力去实现
学龄期（6～12 岁）	勤奋对自卑	获得勤奋感	帮助患儿适应环境，并集中精力学习知识和技能；鼓励、赞扬勤奋进取的行为；引导患儿学会与人合作
青春期（12～18 岁）	自我认同对角色混乱	建立自我认同感	关注他们的心理感受，帮助维持良好的自我形象，尊重其隐私；与其讨论关心的问题，对正确的决定和行为给予赞赏和支持；增加其与同龄人交往的机会
成年早期（18～35 岁）	亲密对孤独	发展与他人的亲密关系	引导其学会承担责任和义务；鼓励多与同龄人交往，协助建立良好的友情、爱情及婚姻关系，避免孤独感；帮助其实现人生目标
成年期（35～65 岁）	创造对停滞	养育下一代	帮助其减轻焦虑，及时调整、尽快适应病人角色
成熟期（65 岁以上）	完善对失望	建立自我完善感	耐心倾听述说，帮助发掘潜能；鼓励多参加活动，多与他人交往；健全安全保障措施，避免发生意外

三、皮亚杰的认知发展学说

皮亚杰（Jean Piaget），瑞士杰出的心理学家、哲学家，近代最著名的儿童心理学家，认知发展心理学创始人。他通过对儿童行为的详细观察提出了认知发展学说。他认为儿童的认知发展并不是由教师或父母传授给儿童的，而是通过儿童与环境相互作用，经同化和顺应两个基本认知过程而形成。每个人都有一个原有的认知结构，又称为基模。当机体面对新的刺激情境或困难情境时，个体会试图用原有的认知结构去解决它，这种认知经历称为同化。若原有认知结构不能对新事物产生认知，个体只有通过改变或扩大原有的认知结构，以适应新的情况，这种认知心理历程称为顺应。皮亚杰认为儿童的认知结构的发展过程，可分为四个阶段。

1. 感觉运动期（0～2 岁）　此期是儿童思维的萌芽阶段，他们通过感、知觉动作来适应外部环境，用手的抓取、嘴的吸吮来探索世界；他们的认知结构刚刚形成，还不能区别主体与客体，但在 9～12 个月时逐步建立客体永恒概念，即不在自己眼前的事物并不意味着消失。

2. 前运思期（2～7 岁）　此期儿童的思维已发展到了能使用符号的水平，即开始使用语言来表达自己的需要。以自我为中心，将自我的看法强加于他人或事物；思维尚缺乏系统性和逻辑性，只能从一个方面观察事物，而且不能持久和进行分类。

3. 具体运思期（7～11 岁）　此期儿童克服了自我为中心，能从自身以外的角度注意事物的其他方面；能依靠具体事物或事物表象进行简单逻辑推理；理解规则，但只能刻板遵守规则；思维活动仍局限于具体的事物及日常经验，缺乏抽象性；获得了守恒的概念，即一个事物的知觉特征无论如何变化，它的量始终保持不变。

4. 形式运思期（11 岁以后）　此期个体逐渐形成了完整的认知结构系统，思维能力接近成年人水平，能进行抽象思维和假设推理，能监控和内省自己的思维活动。

皮亚杰的认知发展学说被护理工作者广泛应用在对儿童的教育和沟通上。如在对儿童进行健康教育时多使用启发式教学，为儿童设定具体问题引导其主动探索解决，避免灌输式教学；又如在与儿童沟通时避免使用抽象难懂的词句，多采用简短易懂的词句，结合直观的图片、模型来解释治疗护理过程，提高沟通有效性，从而获得患儿的理解与配合。

第五节　沟通理论

PPT

沟通是护理人员必须掌握的重要技巧之一。由于不同社会文化背景、人格特征及不同的社会地位等多种因素的影响，护理人员在提供健康服务时，需要运用沟通的理论和技巧建立良好的护患关系，从而保证护理工作的顺利进行。

一、概述

（一）沟通的概念

沟通（communication）是一个遵循一系列共同规则互通信息的过程。沟通又称交流，是人类最基本、最重要的活动之一，是一个连续和循环的过程。人们对沟通的认识经历了三个阶段。早期的沟通理论是一种操作模式，注重于信息怎样从一个人传达到另一个人。随后出现了相互作用模式，即接受者接到信息后再反馈给发送者。20 世纪 70 年代出现了往返模式，即一方给另一方发送信息时，双方同时给予反馈。

（二）沟通的要素

一个完整的沟通过程一般由 6 个基本要素构成（图 4－5）。

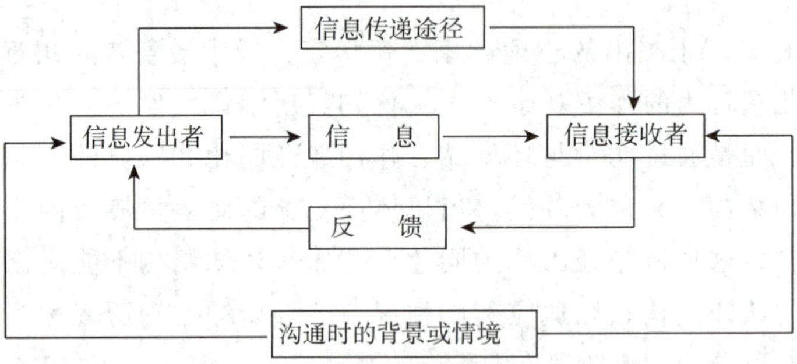

图 4－5　沟通的构成要素

1. 信息背景　是指引发个体进行沟通的所有刺激或理由，包括各种生理、心理、精神或物质环境等因素。

2. 信息发出者　是指发出信息的主体，可以是个人、群体或组织，也称信息的来源。

3. 信息　是指能够传递并能被接受者的感觉器官所接受的观点、思想、情感等，包括语言和非语言的行为以及这些行为所传递的所有影响。信息是沟通的最基本要素和灵魂。

4. 信息接收者　是指信息传递的对象，即接收信息的人。

5. 信息传递途径　是指信息传递的渠道或手段。它可包括视觉、味觉、听觉、嗅觉和触觉等多种方式。

6. 反馈　是指信息从信息接收者返回到信息发出者的过程。反馈有利于了解信息是否准确地传递给信息接受者，以及信息的意义是否被准确地理解。

二、沟通理论的内容

（一）沟通交流的层次

心理学家约翰·鲍威尔（John Powell）认为，根据人际交往中交往双方的信任程度、信息沟通过程中的参与程度及个人希望与别人分享感觉的程度的不同，可以将沟通分为 5 个层次：一般性沟通、事务性沟通、分享性沟通、情感性沟通、共鸣性沟通。

1. 一般性沟通　是最低层次的沟通，又称为陈词滥调式沟通。沟通双方一般只使用一些表面的、社会应酬性的话题，如"你好""吃饭了吗""再见"等。这类沟通能建立初步的人际联系，因内容不涉及个人问题，能使初次交往的双方有一定的安全感，也能避免话不投机而产生的尴尬局面。

2. 事务性沟通　是一种工作性质的沟通，沟通的内容一般只涉及所要沟通的事实，不需沟通双方参与个人感情，不掺杂个人意见，也不牵扯私人关系，只需将沟通中的信息或内容准确地传递给对方，如"我发烧了"。

3. 分享性沟通　是一种沟通信息的同时交流个人的想法和判断的沟通层次。该层次的沟通是建立在双方有一定信任的基础上，沟通者希望通过与对方分享自己的想法及判断，以达到相互理解的目的。

4. 情感性沟通　沟通双方除了分享对某一问题的看法及判断，还会表达、分享彼此的感觉、情绪及愿望。这种沟通层次需要双方的相互了解较为深入，彼此信任且有安全感才能达到。

5. 共鸣性沟通　是沟通的最高层次，也是沟通所能达到的最理想的境界。这个层次的沟通双方"心有灵犀"，可以不通过语言交流就能完全理解对方的想法、体验及感受。这是一种虽短暂，但难以言表的亲密体验。

（二）沟通交流的方式

按照沟通的方法不同，沟通可分为语言性沟通及非语言性沟通。

1. 语言性沟通　语言是人类用来交流信息的重要工具，语言性沟通是指使用语言、文字或符号等形式将信息发送给接收者的沟通行为。人与人之间的沟通约有 35% 属于语言性沟通，但只有当信息发出者和接收者能够正确、清晰地运用语言形式，双方才能充分理解交流的内容，达到有效沟通。因此护士必须掌握语言沟通的技巧，以提高护患沟通的有效性。

（1）词汇　在沟通过程中，如果沟通的接收者不能理解信息发出者所传递的信息内容，那么沟通是无效的。所以当护士与病人交流时，应根据病人的年龄、文化程度等情况，选择适合的、易懂的词汇，避免使用医学专业术语，便于病人的理解。

（2）语速　沟通前，护士应认真思考合适的语速，语速过快或过慢都会影响语言的清晰度和有效性。当需要强调某事时，可以稍作停顿或加重语气。

（3）语调　说话者的语调可以改变信息的含义从而影响沟通的效果，同样的一句话，如"你还好吗?"用不同语调表达，可以向病人传达出热情、关心和愤怒等不同的情感。此外情绪波动也会不自觉地影响说话的语调，所以沟通时，护士应及时平复自己的情绪，注意调整与病人说话的语气，避免因不当语调或不佳的情绪影响沟通的效果。另一方面，护士可以通过病人说话的语调，观察其情绪状态，了解其真实的想法。

（4）幽默　常以机智风趣的调侃、自嘲等方式带给人欢乐，有助于消除对立情绪，缓解摩擦，防止矛盾升级。在护理工作中恰当地运用幽默，能帮助病人缓解紧张的情绪，增进护患感情。需注意的是，幽默运用的前提是已经建立融洽且相互信任的护患关系，对使用的场合和病人的性格也有一定的要求，因此需把握好幽默使用的时机和方式。

（5）简洁　有效的沟通交流通常是简明扼要和重点突出的。简单、简短的语句也有助于信息接收者在短时间内准确地理解所传递的信息。

（6）相关性与时间性　选择合适的交流内容和恰当的交流时间对实现有效沟通尤其重要。病人通常对感兴趣的问题有较强的沟通意愿，而最佳的交流时间恰是其表示出对此有兴趣的时候。当护士发现病人有关注的问题时，应及时同病人预约谈话的时间，需注意谈话的时间不宜太长，相关的主题不能太杂，以免影响病人休息。

2. 非语言性沟通 是指不使用词语，而是借助动作、手势、面部表情、眼神等来表达思想、感情、兴趣、目标及用意的沟通方式。人与人之间的沟通，大约有65%的沟通属于非语言沟通的形式，非语言沟通能够准确表达出人的思想和感情。护理人员常用的非语言性沟通方式有以下几种。

(1) 仪表 包括一个人的修饰及着装等，它会向沟通的对方显示其社会地位、身体健康状况、职业、文化、自我概念等信息。仪表同时也会影响沟通的对方对沟通者的感知、第一印象及接受程度。

(2) 身体姿势 即以身体动作等来表达信息的方式，它能强化、甚至代替语言辅佐深层次意义的表达，体现真实情感。比如通过身体的姿势和步态可以观察到病人的情绪状态、身体健康情况、自我概念等。通过手势可以加强或澄清语言信息，通过触摸表达关心、体贴、理解、安慰和支持。

(3) 面部表情 在非语言性沟通方式中传递的信息量最为丰富。面部表情是一种共同的语言，精神病专家发现，不同国家、不同文化，人们的面部表情所表达的感受和态度是相似的。面部表情能表现个人的真正情绪，也可能与真正的情绪相矛盾，有时还可以掩饰某种真正的情绪。信息接收者常常根据对方的面部表情判断信息，但由于面部表情的多样性，有时需要结合语言性反馈才能理解信息发出者的真实想法。

(4) 目光接触 眼神的交流是面部表情中非常重要的部分。在交流期间保持目光的接触，可以表示尊重对方并愿意倾听对方的讲述。通过目光的接触还可以密切地观察对方的一些非语言表示。在交流过程中如果缺乏目光的接触，则可能表示焦虑、回避、不感兴趣、疲倦、缺乏自信心或者有戒备心。护士与病人交流时，应处于病人的对面，并保持双方的眼睛在同一水平上，这样可以体现护患间平等的关系，同时也表现出护士对病人的尊重。

(5) 触摸 是一种无声的语言，是一种很有效的沟通方式，使用适当可以有效地传递感情。在护理工作中，护士要常为病人提供专业性的触摸。触摸受年龄、性别、文化背景、宗教信仰等因素的影响，因此表达应个体化和差异化，同时要避免不必要的误解。 微课2

(6) 手势 人们通常不太注意自己的手势，但它却在表达思想和情感方面起到重要的作用。手势可以用来强调、加强或澄清语言信息。有时候手势和其他非语言行为结合起来可以代替语言信息，但是手势的应用也应得体，不可过多、重复或呆板。

三、沟通理论在护理中的应用

（一）影响沟通的因素

1. 信息发出者和接收者方面的因素

(1) 身体状况 任何一方身体不适，如疲劳、疼痛，或有耳聋、失语等情况都会影响沟通的效果。

(2) 情绪状态 沟通者处于特定情绪状态时，常常会对信息的理解“失真”。所以双方或一方情绪欠佳时，会影响沟通的效果。

(3) 知识水平 双方文化程度不同、知识水平的差异以及年龄的差别均会影响沟通效果。

(4) 社会背景 不同的民族、职业以及不同社会阶层的人，由于习俗、文化、环境的不同，其思想、情感和意见的表达方式会有差异，对信息传达的准确性有影响。

(5) 其他 个体的自我概念、个性特征等均是影响沟通的因素。

2. 信息因素 信息是沟通的灵魂。信息本身是否清楚、完整、组织有序，语言和非语言信息是否互相矛盾，能否被接受者所了解和接受，均会影响沟通的有效性。

3. 环境因素

(1) 物理环境 主要指舒适度，包括光线、温度、噪声、整洁度、隐蔽性等因素。在物理环境中对交流不利的第一因素是噪声，噪声会对护士与病人的沟通产生不利的影响，安静的环境会使沟通更为有效；第二是缺乏隐秘性，在护患沟通中很可能会涉及病人的隐私，护士在与病人交流时要考虑到环境的隐秘性是否良好，条件允许的话最好选择无人打扰的房间；第三是交往距离，在社会交往中，人们无意识或有意识地保持一定的距离，当个人的空间与领地受到限制和威胁时，人们就会产生防御性反应，从而减少沟通的有效性，一般人际间交往的距离大致分为亲密距离、个人距离、社会距离和公众距离。

1）亲密距离　是指交流双方相距小于50cm。如果病人缺乏思想准备时，采取亲密距离会引起病人某种程度上的不适。护士为病人查体时属于亲密距离，事前要向病人开门见山解释清楚。亲密距离适用于家人之间、熟悉的朋友或恋人之间。

2）个人距离　是指交流双方相距在50cm至1m之间，这种距离使护患双方都感到自然和舒适，因为个人距离既能表示良好的护患间帮助关系，又不至于产生某种程度的亲密感，所以个人距离是护患间进行沟通交流的理想距离。

3）社交距离　是指交流双方相距在1.3cm至4m之间。适用于工作关系的个体之间，如上下级之间、顾客与售货员之间、医务人员与病人之间等，是一种社交性礼节。

4）公众距离　交往距离在4m以上。适用于演讲者与听众或陌生人之间，这个距离一般不适用于个人交往。

（2）社会环境　包括周围的气氛、人际关系、沟通的距离等。良好的人际关系、融洽的氛围、适当的交往距离等会促进沟通的顺利进行；反之将阻碍沟通的展开。

4. 沟通技巧因素　以下几种情况常阻碍有效沟通的进行。

（1）改变话题　遇到谈话内容中意义不大的部分，若护士突然改变话题或转移谈话的重点，会给病人造成护士不愿与其交谈的感受，从而阻碍病人继续说出有意义的内容。

（2）主观判断或匆忙下结论　在沟通过程中，护士如果使用一些说教式的语言，并过早地表达自己的判断，比如“你不该这么说，应该……”时，会使病人产生被训斥感，同时感觉被剥夺了表达自己想法的权利。

（3）虚假、不适当的安慰　护士有时会对病人说一些肤浅的宽心话，如“你一定会好起来的，别胡思乱想”，这种方式往往会给病人一种敷衍了事的印象。

（4）针对性不强的解释　护士的解释未针对病人的关注点。如一名病人为血压高而担忧，护士回答他“你吃的药是最好的”。护士的解释不仅没有缓解病人的担忧，甚至使交谈无法再进行下去，形成无效交流。

（5）信息发出的量及速度超载　护士如果在沟通中发出信息的速度过快，信息量过大，病人将无法有效接收。

（6）言行不一　护士的语言表达与非语言信息不一致，会使病人对护士的行为产生怀疑甚至误解，造成护患沟通障碍。

（7）过度发问或调查式提问　护士如果对病人持续提问，或对其不愿讨论的话题也要寻求答案，这会使病人感到被利用和不被尊重，从而对护士产生抵触情绪。

（二）掌握恰当的沟通技巧

1. 倾听　是指全神贯注地接收和感受对方在交谈时所发出的全部信息，并且把对方所表达的内容在内心认真予以考虑和判断，并作出反应，具体技巧如下。

（1）全神贯注　护士通过语言，尤其是非语言方式向病人传达对沟通的重视和关注，并营造促进病人表达的氛围。①选择适当的沟通距离，一般保持0.5～1m的距离为宜。②护士保持放松，适当调整面部表情和身体姿势，如身体面对病人、表情温和；集中注意力，与病人保持眼神的交流，让病人感受到护士的专注。③以病人表达为主，交谈中给予及时的反馈和适当的鼓励，如轻声说“是”“嗯”或点头等，表示理解；或将病人语句中隐含的意义进行回述，使其明确护理人员已理解其意思，鼓励病人继续说下去。④避免出现阻碍沟通的行为，如随意打断病人的谈话、突然地改变话题，主观说教等。⑤注意观察病人的非语言行为，仔细体会病人的“弦外之音”，以了解病人的真实意思和想法。

（2）积极核实　核实是指在接收信息后，通过反馈来证实自己的理解是否准确的一种方法。护士从病人处获得的信息，可以通过以下方式进行核实。①重述：是把病人所说的话重复一次，但不要改变病人的话。②改述：又称意述，是护士将病人的话用自己的语言表达出来，但要注意保持原意。③澄清：将病人一些模棱两可、含糊不清或不完整的话陈述清楚。④总结：用简单概括的方式，将病人的叙述概括一遍。

2. 提问　是获取病人信息的主要方法，是有目的、专业化的相互沟通交流，可采用封闭式提问和开放式提问。

（1）封闭式提问　提出的问题通常比较具体，指向性强，对方用简短、确切的语言即可作出回答，如“是”或“不是”、“好”或“不好”等，适用于收集简明的事实性资料，澄清事实，获取重点，缩小交谈范围等。注意封闭式提问若使用过多，会使病人陷入被动回答之中，其自我表达的愿望和积极性会受到压制。

（2）开放式提问　问题比较笼统，范围广，不限制病人的回答，旨在让病人将对有关问题的感觉、认识、态度和想法做详细的说明。通常使用“什么”“如何”“为什么”“能不能”“愿不愿意”等词来发问。

3. 沉默　在护患沟通中适时的沉默，在时间上，能给病人更多思考的余地，给护士更多观察病人和调适自己的机会；在情感上，能够表达理解与支持。尤其在病人悲愤、焦虑时，恰当的沉默与陪伴，更能让病人感受到护士的理解与支持，达到“此处无声胜有声”的效果。但如果沉默运用不当，会使护患双方感到不自在，甚至阻碍有效沟通。

4. 自我开放　就是真诚、坦率地与他人交流沟通。如护士结合自己的经历和生活来交谈，或把自己对情景的想法和感受与病人分享。坦诚地面对病人，有利于取得病人的信任。

5. 触摸　是一种无声的肢体语言，可以表达关怀、支持、理解和安慰。如护士为病人做身体评估、皮肤护理，协助翻身、穿衣等时，恰当的触摸能表达关怀与支持；病人承受痛苦或情绪不良时，触摸能表达理解和安慰。但受文化背景、宗教习俗等因素的影响，触摸还有其他方面的含义，因此护士应尽量在建立了相互信任的护患关系后，在病人能够清楚地理解并接受的情况下使用触摸。

练一练4-2

王大爷得知自己患上淋巴瘤后，情绪易怒，且有时会拒绝治疗。此时，护士与他沟通时应避免的行为是

A. 为他提供发泄的机会　　B. 倾听了解他的感受

C. 当拒绝治疗时对他进行批评　　D. 及时满足他的合理需求

E. 对他的不合理行为表示理解

答案解析

答案解析

目标检测

1. 系统的基本属性不包括

A. 整体性　　B. 相关性　　C. 层次性　　D. 动态性　　E. 随意性

2. 根据需要层次论，下列需要排列优先顺序正确的是

A. 水电解质平衡、感官刺激、发挥自我潜能、受到赞扬、友情

B. 氧气、活动、免受伤害、良好人际关系、有尊严

C. 尊重、休息、营养、友谊、家庭和睦

D. 睡眠、增加生活乐趣、营养、有尊严、爱情

E. 循环、免受伤害、体温、娱乐、事业有成

3. “人本主义心理学之父”是

A. 卡利什　　B. 弗洛伊德　　C. 罗伊　　D. 马斯洛　　E. 艾瑞克森

4. 下列选项中生理方面的基本需要是

A. 维持生命　　B. 实现理想　　C. 收获爱情　　D. 美丽大方　　E. 思考问题

5. 依据马斯洛的人类基本需要层次理论，首先应满足病人的

A. 心理需要　　B. 审美的需要

C. 生理的需要　　D. 自我实现的需要

E. 认知的需要

6. 下列方法中满足病人自尊的需要最恰当的是

A. 健康宣教　　B. 提供舒适的住院环境

C. 关心、重视病人的特性及个人习惯　　D. 娴熟的护理技术

E. 自我介绍

7. 下列选项中属于物理性压力源的是

A. 就业压力　　B. 角色改变　　C. 营养不良　　D. 放射线　　E. 寄生虫

8. 系统按是否与环境相互作用可以分为

A. 开放系统和闭合系统　　B. 人造系统和自然系统　　C. 生态系统和社会系统

D. 次系统超母系统　　E. 输入态系统和输出系统

9. 属于压力源的生物因素的是

A. 暴力　　B. 化学药品　　C. 病毒　　D. 搬迁　　E. 考试

10. 被美国心理学家艾瑞克森称为“自我同一性阶段”的是

A. 儿童期　　B. 学龄初期　　C. 学龄期　　D. 青春期　　E. 成年早期

11. 病人，男，49 岁。工人，初中文化，有听力障碍。护士在病室与其沟通时，不妥的方式是

A. 核实信息　　B. 倾听时身体位置与病人同高

C. 用手势和表情加强信息传递　　D. 提高讲话声音与其交流

E. 可适当使用文字交流

12. 倾听技巧中不恰当的是

A. 全神贯注　　B. 持续的目光接触

C. 双方保持一定距离　　D. 双方在同一高度

E. 集中精神

13. 下列属于开放式提问的是
A. 您今天觉得怎么样？
B. 服药后，您还觉得头痛吗？
C. 今天检查结果是阴性，您知道吗？
D. 您今天吃药了吗？
E. 您是第一次住院吗？

14. 需要护士进一步澄清的病人陈述的是
A. 我每天抽 2 包烟，已经 10 年了
B. 我每天喝一杯酒
C. 我每天只吃二两米饭
D. 我痰中有血丝已经 10 天了
E. 我这次住院的费用比我预算多出 600 元

15. 与病人交谈时，正确的做法是
A. 尽量避免与病人的眼神交流
B. 尽量使用专业术语
C. 适当点头或轻声说“是”
D. 及时对病人谈话的内容作出判断
E. 不断提问引导谈话的进行

16. 两个病人在谈论他们的病情，其中一位说：“我最近一段时间心前区疼痛次数更多了，估计缺血的程度又加重了！”这两个人的沟通层次是
A. 一般性沟通
B. 情感性沟通
C. 分享性沟通
D. 事务性沟通
E. 共鸣性沟通

17. 护士在病人刚入院的第一天，就向病人介绍了医院的环境、疾病的机理、临床表现、所需做的辅助检查等各种知识，且讲述速度较快，病人掌握的很少。这种沟通错误的是
A. 突然改变话题
B. 言行不一
C. 主观判断或说教
D. 虚假的、不恰当的保证
E. 信息发出的量或速度超载

18. 护士小杜在与一位病人交谈的过程中，当病人谈到住院以来的高额费用时异常激动、不满。为了缓解病人的情绪，护士此时可采用的交谈技巧是
A. 倾听
B. 核实
C. 提问
D. 阐释
E. 沉默

19. 一位护士在与病人的交谈中，希望了解更多病人对其疾病的真实感受和治疗方式的看法。最适合的交谈技巧是
A. 认真倾听
B. 仔细核实
C. 及时鼓励
D. 封闭式提问
E. 开放式提问

20. 病人，女，32 岁，妊娠晚期，因宫缩明显、腹部疼痛急诊入院待产。产妇家属未能及时赶到，此时护士采取的沟通方式不妥的是
A. 微笑
B. 安慰触摸
C. 口头语言沟通
D. 书面语言沟通
E. 关切的眼神

书网融合……

重点回顾　微课 1　微课 2　习题

第五章　护理学理论

学习目标

知识目标：

1. 掌握　奥瑞姆自理理论的护理系统结构；罗伊适应模式的三种刺激；纽曼健康系统模式的三级预防以及应用；人文关怀理论在护理中的应用。

2. 熟悉　奥瑞姆的自理理论、罗伊的适应模式、纽曼的健康系统模式与护理实践之间的关系及对护理基本概念的论述；跨文化护理理论的基本概念和内容。

3. 了解　了解奥瑞姆的自理理论、罗伊的适应模式、纽曼的健康系统模式的基本内容；跨文化护理理论的临床护理应用。

技能目标：

能正确判断病人的自理能力和治疗性自理需要，选择正确的护理系统；能判断机体是否作出适应性反应；能运用纽曼的三级预防知识对病人的不同阶段采取不同的保健护理。

素质目标：

具有积极的工作态度，关心爱护体贴病人。

导学情景

情景描述：病人，男，67 岁。入院前与老伴一起居住，既往体健，生活完全自理，现股骨头置换术一周。病人病情平稳，体温 36.8℃，脉搏 70 次/分，血压 130/85mmHg，住院期间病人的女儿每天来医院照顾，因考虑到父亲年迈，从协助翻身到喂水喂饭，照顾得非常周到，老人从来不需要自己做任何事情。

情景分析：自理是人类的本能，每个人在不同阶段其自理需要不同，自理能力也不同，但自理能力是可以通过学习不断提高和发展的，它不但能调动人的主观能动性，而且是尊重人的尊严、尊重病人权利的体现。

讨论：你认为病人女儿的这种照顾是否合适？作为主管护士你应该怎么做？

学前导语：任何一门学科都有其独特的知识体系作为理论基础，用以指导实践。护理理论是在护理实践中产生并经过护理实践验证的理性认识体系，是对护理现象和活动本质与规律的总结。学习护理理论能提高护理人员对本专业的相关概念、知识体系的认知水平，拓展护理人员的思维空间，提升护理人员发现问题、分析问题及解决问题的能力。

20 世纪 50 年代以后，护理理论家们通过尝试和不断探索，相继形成了护理学的理论或模式，这些理论或模式对护理专业体系的构建和发展作出了积极的贡献。本章主要介绍奥瑞姆的自理理论、罗伊的适应模式、纽曼的健康系统模式、莱宁格的跨文化护理理论和人文关怀理论。

PPT

第一节　奥瑞姆的自理理论 微课 1

自理理论是由美国著名的护理理论家奥瑞姆（Dorothea E. Orem）于 1971 年提出的。该理论主要阐述了什么是自理、个体什么时候需要护理以及如何提供护理以帮助人们提高自我护理能力，满足其需要。奥瑞姆的自理理论已广泛应用于护理教育、护理实践、护理管理以及护理研究。

一、自理理论的基本内容

看一看

奥瑞姆简介

奥瑞姆（Dorothea E. Orem）是美国著名的护理理论家之一。1914 年出生于美国的马里兰州，1930 年毕业于华盛顿特区普罗维登斯医院护士学校，获得护理大专学位。1939 年和 1845 年获得美国天主教大学的护理学学士及护理教育硕士学位。1976 年获得乔治城大学的荣誉博士学位。奥瑞姆一生从事护理临床、护理教育、护理管理和护理理论的研究和创建工作，丰富的护理实践和严谨的科学态度为自理缺陷护理理论的创建奠定了基础。

奥瑞姆的自理理论主要由三部分组成，即自理理论、自理缺陷理论和护理系统理论。

（一）自理理论

自理理论着重阐述了什么是自理、人有哪些自理需要以及哪些因素会影响个体的自理能力，包括以下概念。

1. 自理　又称自我照顾，是个体为维持自身的结构完整和功能正常，维护生长发育的需要，所采取的一系列自发性调节活动。自理是人类的本能，是连续而有意识的活动。正常成年人都能进行自理活动，但婴幼儿以及健康受影响的个体如病人、残疾人，则需要不同程度的帮助。

2. 自理能力　是指个体进行自理活动或自我照护的能力，即人的自我护理能力。这种能力受很多因素的影响，但通过学习可以不断提高和发展，在不同时期和不同情况下其自理能力是不同的。

3. 治疗性自理需要　人的自理活动不是盲目的，而是有目的、有意识地为满足自理需要而进行的自我照顾活动，每个人在不同阶段其自理需要不同。治疗性自理需要是指在特定时期内，个体所面临的所有自理需要的总和，包括一般性的、成长发展的和健康不佳时的自理需要。

（1）一般性的自理需要　也称日常生活需要，是人类生存和繁衍的共同需要，是个体为保证生命过程、维持人体结构和功能完整而进行的一系列活动。包括六个方面：①摄入足够的空气、食物、水；②维持良好的排泄；③维持休息与活动的平衡；④满足社会交往的需要；⑤避免有害因素对身体的刺激；⑥促进人的整体功能与发展的需要。

（2）发展的自理需要　是指在生命发展过程中各阶段特定的自理需要或某种特殊情况下出现的新需要。如新生儿期、青春期、妊娠期、更年期的自理需要；丧失亲人后的心理调适；乔迁后对环境的适应等。

（3）健康不佳时的自理需要　是指个体在遭受疾病、创伤、残疾和特殊病理变化等情况下，以及在疾病的诊断治疗过程中产生的自理需要。包括寻求恰当的健康服务，了解自己的病情及预后，合理支配诊疗及护理方案，学习相应的技能，接受自己伤残的现实并重新树立自我形象、自我概念等需要。

（二）自理缺陷理论

自理缺陷理论着重阐述了个体什么时候需要护理。该部分是奥瑞姆自理理论的核心内容。奥瑞姆认为在某一特定的时间内，个体有特定的自理能力及自理需要，当个体的这种自理需要大于自理能力时就出现了自理缺陷。这时，个体为恢复平衡就需要借助外界的力量，即护士的帮助。因此，自理缺陷的出现是个体需要护理照顾和帮助的原因（图 5－1）。

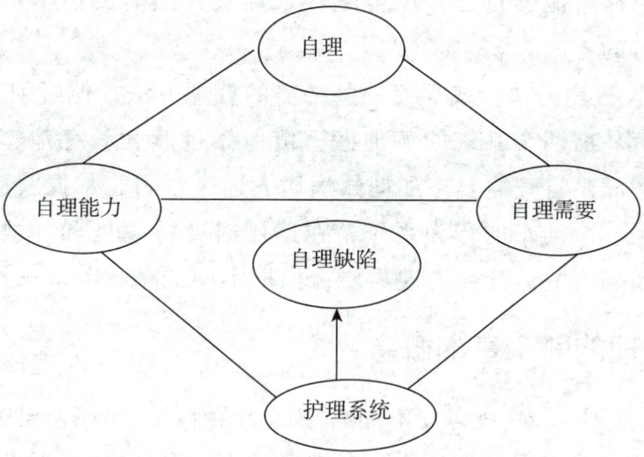

图 5－1　奥瑞姆自理缺陷理论的结构示意图

（三）护理系统理论

护理系统理论着重阐述了如何通过护理系统提供护理帮助，满足个体治疗性自理需要。

奥瑞姆根据病人的自理需要和自理能力以及护士提供的帮助将护理系统分为三类，包括全补偿系统、部分补偿系统和支持教育系统（图 5－2）。

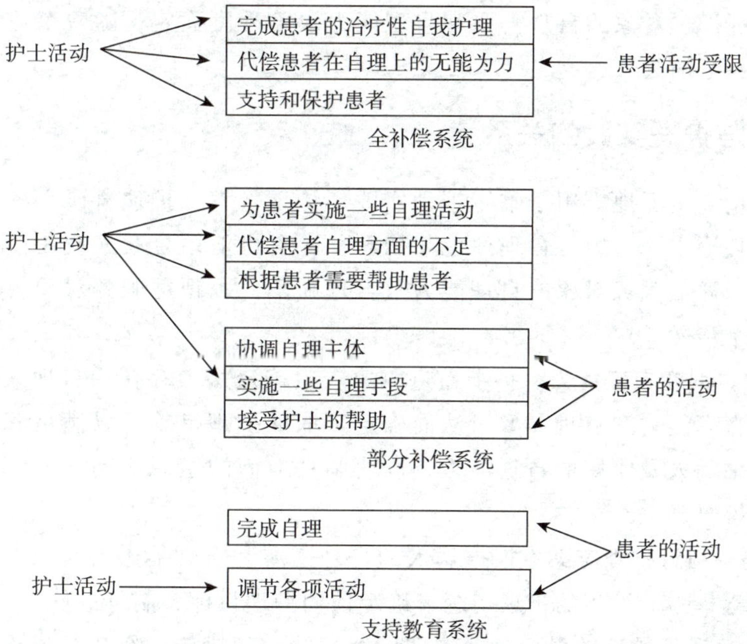

图 5－2　奥瑞姆护理系统理论结构示意图

1. 全补偿系统　病人完全没有能力自理，需要护士进行全面帮助。护理应保证满足其所有的基本需要，包括氧气、水、营养、排泄、个人卫生、活动等。适用于病情危重需绝对卧床休息、昏迷、智力障碍及高位截瘫病人等。

2. 部分补偿系统　病人有能力满足自己一部分的自理需要，但另一部分需要护理人员来满足。在这一过程中护士和病人双方共同起作用，护士的责任是帮助病人完成自理活动。帮助的方式包括：代替其完成部分自理活动，协助其完成部分自理活动，或教会病人自理的方法，提高其自理能力；病人的责任是尽力完成自己能独立完成的自理活动，接受护士的专业帮助，调整自理能力，以满足自身的自理需要。如腹部手术后，病人能够自己在床上吃饭、穿衣，但需要护士帮助其换药，协助其下床活动，教会其咳嗽时保护伤口的方法等。

3. 支持教育系统 病人有能力执行或学习一些必需的处理方法，但必须在护士的帮助下才能完成。在这个系统中，护士的职责从前两个系统的替他做、帮他做过渡为教育他、支持他和指导他，从而促进和提高病人的自理能力，满足自理需要。如糖尿病病人通过学习，掌握胰岛素自我注射的方法等。

奥瑞姆认为护理系统是一个动态的行为系统，在运用时要持发展和开放的观点。护理人员应充分评估病人的自理能力，判断病人的治疗性自理需要，根据不同的病程阶段选择护理系统。

二、自理理论与护理的四个基本概念

1. 人 是一个具有生理、心理、社会及不同自理能力的整体，这种能力不是先天的，而是通过后天学习得到的。自理能力的培养不但能调动人的主观能动性，而且是尊重人的尊严、尊重病人权利的体现。

2. 环境 奥瑞姆认为“环境是存在人的周围并影响人的自理能力的所有因素”。个体与个体之间是一种共处的关系，个体应对自己以及依赖者的健康负责，接受他人的帮助及帮助他人。

3. 健康 奥瑞姆认同世界卫生组织对健康的界定，认为良好的生理、心理、人际关系和社会适应是人体健康不可缺少的组成部分，健康与疾病处于一种动态过程，健康是一种最大限度的自理。

4. 护理 奥瑞姆认为，护理是克服和预防自理缺陷发生、发展的活动，是帮助人获得自理能力的过程。护理活动应根据护理对象的自理需要和自理能力缺陷程度而定，随着个体自理能力的增强，对护理的需要逐渐减少甚至消失。

三、自理理论与护理实践的关系

奥瑞姆的自理理论被广泛地应用于临床护理实践、护理教育、护理科研等各个领域，成为目前临床应用最广泛的护理理论之一。她将自理理论与护理程序有机地结合起来应用于护理实践，通过设计好的评估方法及工具，评估服务对象的自理能力及自理缺陷，以帮助服务对象更好地达到自理，她将护理过程分为以下三个步骤。

1. 评估自理需求，判断自理能力 护士通过收集资料确定病人存在的自理缺陷以及引起自理缺陷的原因，评估病人的自理能力和自理需要，从而确定采取的护理措施，以满足病人的自理需要。在此阶段，奥瑞姆强调评估病人及家属的自理能力，以便调动他们的主观能动性，促使他们积极参与护理活动，让病人尽早能够自理。

2. 选择护理系统，制订护理方案 根据病人的自理需要和自理能力，在全补偿系统、部分补偿系统和支持教育系统中选择一个恰当的护理系统，确定预期护理目标，制订最佳的护理方案。

3. 实施护理措施，评价护理效果 根据护理计划实施护理措施。在执行过程中，护士要不断观察病人的反应，评价护理效果，根据病人自理需求和自理能力的变化，及时调整护理方案，以协调和帮助病人恢复和提高自理能力。

第二节　罗伊的适应模式

PPT

适应模式是美国护理理论家卡利斯塔·罗伊（Sister Callista Roy）于1970年提出的。该模式围绕着

“人是一个整体的适应系统”这一观点出发，着重探讨了人作为一个整体面对环境中的各种刺激的适应层次和适应过程。

一、适应模式的基本内容

适应模式是围绕人的适应行为，即人对周围环境中的刺激的适应而组织的。该模式在结构上包括五个部分，即输入、控制过程/应对机制、适应方式、输出和反馈（图5－3）。在模式中，刺激和人的适应水平构成适应系统的输入；应对机制说明人作为一个适应系统的控制过程；应对机制的适应方式则通过效应器来体现；机体的行为是适应系统的输出，分为适应性反应和无效性反应，前者可促进人的完整性，并使人得以生存、成长、繁衍、主宰及自我实现，后者无此作用。

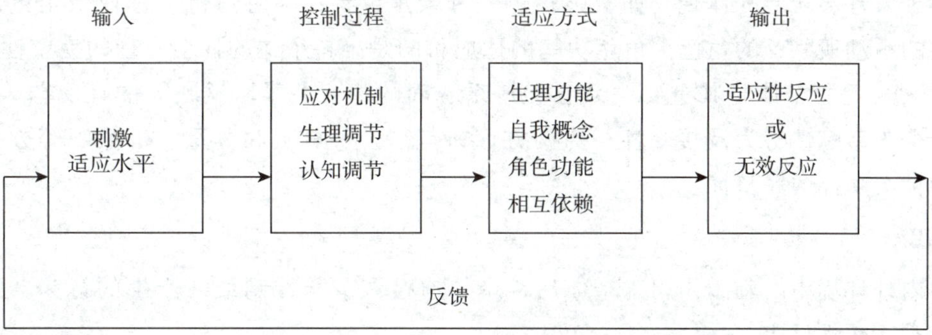

图5－3　罗伊的适应模式

（一）输入

输入由刺激和个体的适应水平构成。

1. 刺激　是指能够引起人某种反应的内部或外部的任何信息。刺激可分为三类：主要刺激、相关刺激、固有刺激。主要刺激即当前面对的、对个体影响程度最大、需要立即应对的刺激；相关刺激是指对主要刺激引起的行为反应有影响的其他刺激，如性别、生活方式及文化背景等，相关刺激通常是可以观察和测量的；固有刺激是指原有的、构成本人特征的刺激，如个人的信念、态度、性格等，通常是不易观察和测量的。如心绞痛可能是三种刺激综合引起的，心肌供血不足是主要刺激，病人的年龄、体重、血脂浓度是相关刺激，而病人的吸烟史、性格特点、工作压力是固有刺激。

2. 适应水平　是输入的一部分，是指个体所能承受或应对的刺激的范围和强度。如果刺激的数量和强度在个体的适应水平范围内，个体将输出适应性反应；如果超出个体的适应水平，则输出无效性反应。适应水平的程度与个体的发展水平和应对机制的运用有关，不同的人适应水平不同，同一个人的适应水平也会有所变化。

（二）控制过程

控制过程是指个体对内、外环境中的刺激的内在应对过程，包括生理调节和认知调节。

1. 生理调节　即机体通过神经—化学—内分泌途径进行调节、控制机体对刺激产生的反应，是先天获得的应对机制。如气温下降出汗减少时，机体通过减少抗利尿激素的分泌，增多尿量来调节机体内部的水平衡。

2. 认知调节　即机体通过大脑皮层接收信息、学习、判断和对情感变化复杂过程进行调节，是后天习得的应对机制。如心绞痛发作时，病人服用硝酸甘油以缓解病情等。

（三）适应方式

适应方式即机体通过生理调节和认知调节对刺激作出的适应活动和表现形式，又称为效应者，包括以下4个方面。

1. 生理功能 是指与人的生理需要相关的适应方式类型，包括氧气、营养、排泄、活动与休息、保护、水电解质平衡、正常的神经及内分泌功能等。目的是保持个体生理功能的完整性。

2. 自我概念 是指个体在特定时期内对自己的感觉、评价和信念，包括躯体自我和人格自我。躯体自我是个体对自己躯体的感知与评价；人格自我是个体对自己的智力、能力、性情、伦理、道德、社会地位等方面的感知预评价。目的是维持个体在心理上、精神上的完整性。

3. 角色功能 是指个体在特定场合所履行所承担的社会角色以及满足社会对其角色期待的情况。人的角色可分为主要角色、次要角色及临时角色。主要角色与个人的性别及年龄相关，如儿童角色、妇女角色、老人角色等，是一个人行为方式的决定因素；次要角色是通过个人能力或血缘及社会关系获得的，是一个人社会功能的体现，如教师角色、母亲角色等；临时角色又称业余角色，是人的业余生活或临时性的活动所赋予的角色。角色功能的适应目的是维持个体的社会心理的完整性。

4. 相互依赖 是指个体与其重要关系或支持系统间的相互关系，反映人的社交与人际交往能力。相互依赖功能分为奉献性行为及接受性行为两方面，包括爱、尊敬和尊重、价值观等方面的互动。目的是保持人的社会功能的完整性。

（四）输出

输出是指内外环境中的刺激作用于个体后，个体通过调节与控制最终产生的行为。罗伊将输出分为适应性反应和无效性反应。

1. 适应性反应 即人能适应刺激，与环境保持和谐，并维持自我的完整统一。

2. 无效性反应 即人不能适应刺激，自我的完整统一受到损害，出现疾病甚至死亡。

人在面对刺激时能否作出有效的反应取决于其适应水平，但是个人的适应能力和水平不是固定不变的，而是随着时间、环境、条件的不同而变化。护理的主要目标是要促进人体的适应性反应，减少或消除无效性反应，从而促进人体恢复和维持健康。

（五）反馈

当输出的结果是适应性反应时，可促进个体的完整性，并使个体得以生存、成长、繁衍、主宰及自我实现。相反，无效性反应则不能达到这些目标，容易导致疾病，从而进一步影响个体的适应水平。因此，促进、恢复和维持健康可以提高个体的适应水平，促进个体适应性反应，减少或消除无效性反应。

练一练

病人，男，58岁，既往有冠心病、糖尿病病史，因女儿从国外回来，非常高兴，晚餐后2小时出现剧烈胸痛，伴濒死感，舌下含服硝酸甘油后15分钟效果不佳，家人拨打120于发病后4小时入院，导致该病人剧烈胸痛的主要刺激是

答案解析

A. 情绪激动　　B. 高脂高蛋白饮食　　C. 饮酒

D. 心肌缺血缺氧　　E. 糖尿病

二、罗伊对护理四个基本概念的论述

1. 人 人是一个整体的适应系统。即人是具有生物、心理、社会属性的有机整体，能与周围环境进行物质、信息、能量交换的开放系统，能通过应对机制，适应内外环境的变化，以保持自身的完整性。

2. 环境　由人体内部和外部的所有刺激因素组合而成。这些刺激因素可以是积极的，也可以是消极的。任何环境因素的变化都需要个体或群体用一定的能量去应对。

3. 健康　是处于和成为一个完整而全面的人的状态或过程。人的完整性表现在有能力达到生存、成长、繁衍、自主和自我实现。适应是为了促进和保持人的完整性，因此，健康就是成功的适应，失去适应就意味着失去健康。

4. 护理　是一门应用性学科，是帮助人控制或适应刺激，以达到良好的适应状态。通过护理活动，控制各种刺激，使刺激处于人能够适应的范围内，提高人对刺激的耐受性，从而促进人的适应性反应，减少或消除无效性反应，最大限度地维护护理对象的健康。

三、适应模式与护理实践的关系

罗伊适应模式被广泛应用于临床护理实践中，她认为护士的主要任务是采取各种方式控制影响护理对象的刺激，扩大护理对象的适应范围，改善护理对象的适应方式，促进护理对象的适应。她将适应模式与护理程序结合，创造了以其适应模式为基础的 6 步式护理程序：一级评估、二级评估、护理诊断、制定目标、干预和评价。

1. 一级评估　是指收集与生理功能、自我概念、角色功能和相互依赖四个方面有关的行为信息，又称行为评估。通过一级评估，护理人员可确定护理对象的行为反应是适应性反应还是无效性反应。

2. 二级评估　是指对影响护理对象行为的三种刺激因素，即主要刺激、相关刺激、固有刺激的评估，又称刺激评估。这一阶段，护士要对所有可能的内、外部刺激因素进行全面评估，帮助护理人员明确引发护理对象无效反应的原因。

3. 确定护理诊断　护理诊断是对护理对象适应状态的陈述或诊断。护理人员通过一级评估和二级评估，明确护理对象的无效反应及其原因，进而推断出护理问题或护理诊断。

4. 制订护理目标　制订目标是为了对护理活动的预期结果作出清晰的描述。护理目标是通过护理干预后，期望护理对象达到的行为改变。在制订目标时，护理人员应注意调动护理对象的主观能动性，尽可能与护理对象及其家属共同配合，尊重护理对象的选择，共同制订出可观察、可测量和能达成的目标。

5. 护理干预　干预是护理措施的制订和落实。护理人员可通过改变或控制各种刺激，使刺激全部作用于个体的适应范围之内；或通过干预使个体应对能力提高，适应范围增大，同样起到了使刺激处于适应范围内，促进机体适应的作用。

6. 评价　即确定所实施的干预措施是否有效。评价时将输出行为与目标相比较，确定护理目标是否达成，然后根据评价结果对计划进行修订和调整。

PPT

第三节　纽曼的健康系统模式

健康系统模式是由美国杰出的护理理论家贝蒂·纽曼（Betty Neuman）于 1972 年提出的。该模式是用整体观、系统观探讨压力对个体的影响，以及个体的调节反应和重建平衡能力的护理理论。

看一看

贝蒂·纽曼简介

贝蒂·纽曼，1924 年生于美国俄亥俄州，是美国杰出的护理理论家、精神卫生护理领域的开拓者。1947 年毕业于俄亥俄州阿可诺医院护校，1957 年获得加州大学护理学学士学位，1966 年获得精神卫生和公共卫生咨询硕士学位，1985 年获西太平洋大学临床心理学博士学位。其代表作为《纽曼的系统模式：在护理教育和护理实践中的应用》，被广泛地应用于指导社区护理及临床护理实践。

一、健康系统模式的基本内容

纽曼健康系统模式是围绕压力和系统组织起来的一个综合的、动态的、以开放系统为基础的护理模式，主要研究压力源对人的作用以及如何帮助人应对压力源，以发展和维护个体最佳的健康状态。该模式重点阐述了四部分内容，即与环境互动的人、压力源、面对压力源个体作出的反应以及对压力源的预防。

（一）人

纽曼认为，人是与环境持续互动的开放系统，称为服务对象系统。这个系统的结构可以用围绕着一个核心的一系列同心圆来表示（图 5－4）。

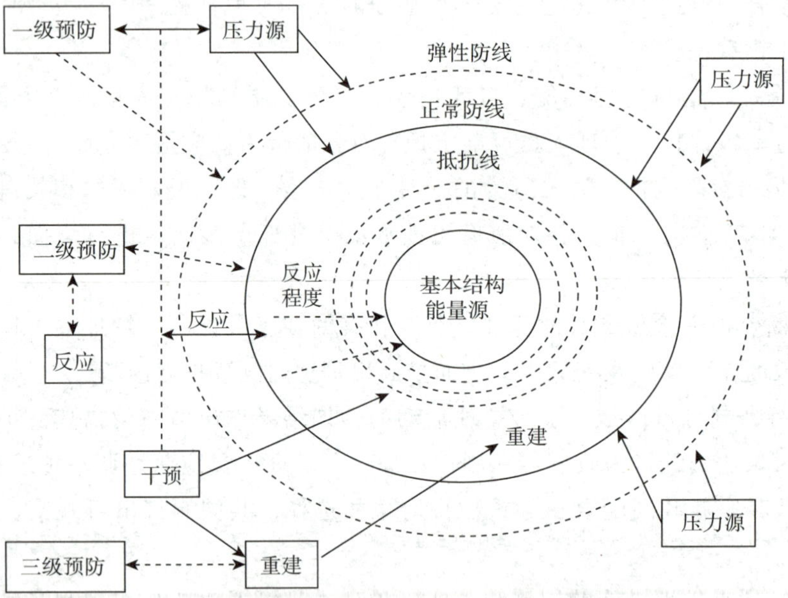

图 5－4　纽曼健康系统模式示意图

1. 基本结构　为核心部分，是机体生存的基本因素和能量源。由生物体共有的生存基本因素组成，包括解剖结构、生理功能、基因类型、反应类型、自我结构、认知能力、体内各亚系统的优势与劣势等。基本结构和能量源受人体的生理、心理、社会文化、精神与发展等五方面功能状态及其相互作用的影响和制约。当能量源大于需求时，机体保持稳定与平衡。基本结构一旦遭到破坏，将会影响到个体的生存和健康。

2. 抵抗线　为紧贴基本结构外层的虚线圈。由内部一系列已知和未知的抵抗因素构成，如白细胞、免疫功能和其他生理机制。抵抗线的主要功能是保持机体基本结构的稳定和恢复正常防御线。当压力源入侵到正常防线时，抵抗线即被无意识地激活，若其功能正常，可促使个体恢复到正常防线的水平；若抵抗线功能失效，可导致机体能量源遭到破坏，甚至能量耗竭而死亡。个体抵抗线的强弱程度与个体的生长发育情况、生活方式以及以往自身的经验等有关。

3. 正常防线　为抵抗线外围的一层实线圈，位于弹性防线和抵抗线之间。正常防线是人在其生命历程中建立起来的健康状态或稳定状态，它是个体在生长发育及与环境的互动过程中对环境中压力源不断调整、应对和适应的结果。因此，正常防线的强弱与个体在生理、心理、社会文化、成长、精神等方面对环境中压力源的适应与调节程度有关。正常防线是动态的，可随着个体健康状况的变化而伸缩，只是变化速度较慢。当个体健康水平增高时，正常防线向外扩展；当个体健康状态恶化时，正常防线变窄。因此，正常防线可作为衡量个体健康状态的标准。当弹性防线不能抵抗压力源的入侵时，压力源侵犯到正常防线，个体即产生相应的反应，表现为稳定性降低、健康状况下降或出现疾病状态。

4. 弹性防线 为最外层的虚线圈，弹性防线是个体系统的保护性缓冲系统，可以防止外界压力源的直接入侵，保护正常防线，使个体系统免受应激反应的影响。一般来说，个体的弹性防线越宽、距离正常防线越远，其缓冲、保护的作用就越强。弹性防线受个体的生长发育、身体状况、认知技能、社会文化、精神信仰等多种因素的影响。失眠、营养不足、生活欠规律、身心压力过大等都可削弱其防御效能。

正常防线、弹性防线、抵抗线这三种防御线，既有先天获得的，也有后天习得的，其防御效能取决于个体系统生理、心理、社会文化、发展、精神五个变量的发展状况和相互作用。弹性防线保护正常防线，抵抗线保护个体的基本结构。当个体遭受压力源时，弹性防线首先被激活，若弹性防线防御无效，正常防线受到侵犯，人体产生反应，出现症状，此时抵抗线被激活，若抵抗有效，个体又可以恢复到通常的健康状态；若抵抗无效，个体的基本结构被破坏，个体则面临死亡。

（二）压力源

压力源是指环境中任何能突破机体防线，引发个体紧张或导致个体不稳定的所有刺激。压力源可来自于个体系统的内部或外部，包括生理、心理、社会文化、发展与精神等因素；压力源可独立存在，也可多种因素同时并存。纽曼将压力源分为以下 3 种。

1. 个体内压力源 指来自于个体内部与内环境有关的压力，如悲伤、疼痛、自尊紊乱、失眠等。

2. 人际间压力源 指来自于两个或多个个体之间、在近距离内作用的压力源，如人际沟通障碍、护患冲突、同事关系紧张等。

3. 个体外压力源 指来自于个体系统外、作用距离比人际间压力源更远的压力，如经济状况欠佳、大气污染、环境陌生、法律法规等。

（三）反应

纽曼认同“压力学之父”塞里关于压力反应的描述，赞同其提出的压力可产生局部适应综合征、全身适应综合征以及压力反应的三阶段学说。纽曼进一步提出，压力反应不仅局限于生理方面，应是生理、心理、社会文化、精神与发展等多方面的综合反应，其结果可以是正性的，也可以是负性的。

（四）预防

护理活动的主要功能是控制压力源或增强人体各种防御系统的功能，以促进个体系统保持或恢复稳定，达到最佳的健康状态。纽曼认为护士应根据服务对象系统对压力源的反应采取以下三种不同水平的预防措施。

1. 一级预防 适用于怀疑或发现个体存在压力源，但应激反应尚未发生时。一级预防的目的是防止压力源侵入正常防线，保持机体系统的稳定，促进及维护人的健康。护理的重点是通过控制或改变压力源实施护理，减少或避免护理对象与压力源接触，巩固弹性防线和保护正常防线。如新型冠状病毒肺炎流行期间，少聚集、勤洗手、戴口罩、注射新冠疫苗等。

2. 二级预防 适用于当压力源已经穿过正常防线，个体系统的动态平衡被破坏，机体发生压力反应，出现症状或体征时。二级预防的目的是减轻和消除压力反应、恢复系统的稳定性并促使个体恢复原有的健康状态。护理的重点是帮助护理对象早期发现、早期诊断、早期治疗，加强内部抵抗线以保护基本结构。如患流感后服用感冒药、多喝水等。

3. 三级预防 适用于个体的基本结构及能量源遭到破坏后。三级预防的目的是进一步维持个体的稳定性、防止复发。护理的重点是帮助护理对象恢复及重建功能，减少后遗症，并防止新的压力源的入侵。如脑卒中病人病情好转后，个体通过营养支持、功能锻炼等以促进健康恢复，减少后遗症，防止再度脑卒中。

二、纽曼对护理四个基本概念的论述

1. 人 是与环境进行互动的寻求平衡与和谐的开放系统，由生理、心理、社会文化、成长发展、精神信仰等变量组成。护理对象可以是个体、家庭、社区及各种社会团体。

2. 环境 是指任何特定时间内影响个体并受个体系统影响的所有内外因素，分为内环境、外环境及创造性环境。纽曼提出的创造性环境是指人在不断适应内外环境的刺激过程中，为维持系统的完整和稳定而自发产生变化的环境。

3. 健康 是一种动态的、从疾病到强健的连续过程，是任何时间点上个体身心、社会文化、精神与发展等各方面的稳定与和谐状态。健康就如一种“活能量”，该能量不断地在环境和个体系统之间流动。当机体产生和积累的能量多于消耗时，个体的完整性和稳定性增强，逐步走向强健；而当能量产生与积累不能满足机体需要时，个体的完整性和稳定性减弱，健康渐逝，甚至产生疾病，若未能及时得到纠正，最终将走向衰竭或死亡。

4. 护理 是通过有目的的干预，减少或避免压力源对个体的负性影响，增强机体的防御机能，帮助护理对象获得并保持最佳的健康水平。护理的主要任务是保存能量，恢复、维持和促进个体的稳定、和谐与平衡。

三、健康系统模式与护理实践的关系

纽曼将系统模式与一般护理程序相结合，发展了以护理诊断、护理目标和护理结果为步骤的独特的护理工作步骤。

1. 护理诊断 在作出护理诊断前，护理人员首先要进行护理评估。评估内容包括个体的基本结构、各防线的特征；个体内、个体外、人际间存在的和潜在的压力源；个体为达到健康状态可利用的现存或潜在的内外部资源；个体以往的、现有的或将来可能有的应对方式；个体在生理、心理、社会文化、精神与发展各个方面对压力源的反应及相互作用。根据评估结果，护理人员要分析并明确个体偏离健康的问题即护理诊断，排列护理问题的优先顺序。

2. 护理目标 护理人员以保存能量，恢复、维持和促进个体稳定性为总目标，与个体及家属共同制订护理目标，促使目标达成的干预措施及设计预期护理结果。纽曼强调应用一级、二级、三级预防原则来规划和组织护理活动。

3. 护理结果 护理人员对干预效果进行评价并验证干预有效性的过程。评价内容包括个体内、个体外及人际间压力源是否发生了变化，压力源本质及优先顺序是否改变，机体防御机能是否有所增强，压力反应症状是否得以缓解等。通过对护理结果的有效性评价，进一步修订和调整护理计划。

第四节　莱宁格的跨文化护理理论

微课 2

PPT

马德琳·M·莱宁格（Madeleine M. Leininger）是美国著名的跨文化护理理论家，是跨文化护理理论的创立者。莱宁格认为护理的本质是文化关怀，关怀是护理的中心思想，是护理活动的原动力。为病人提供符合其文化背景的文化关怀是护士的职责之一。

看一看

莱宁格简介

莱宁格，1925年出生于美国中部内布拉斯加州，华盛顿大学人类学博士，美国优秀的临床护理专家、护理教育家和管理者，先后被授予美国护理研究院院士、美国人类学研究院院士、杰出的护理领导人奖、诺贝尔提名奖等。

20世纪60年代，莱宁格首次提出“跨文化护理”“人种护理学”“交叉文化护理”等新术语。1970年出版了《护理学与人类学：两个世界的融合》，1978年出版了《跨文化护理：概念、理论、研究和实践》，1991年出版了《文化照护的异同性：一个护理理论》，1989年，莱宁格创办了《跨文化护理杂志》，为世界各国护理人员研究和探讨跨文化护理提供了交流的平台。

一、跨文化护理理论的基本内容

跨文化护理理论的重点是“文化”，护理的核心是“文化关怀”，提出了新概念，并形成了跨文化模式框架，构成跨文化护理理论的主要内容，帮助护士为不同文化背景下的个体、家庭和社区、群体提供护理关怀。

（一）基本概念

跨文化护理理论主要概念包括文化、关怀、文化关怀和跨文化护理。

1. 文化 指不同个体、群体或机构通过学习、共享和传播等方式形成、并世代相传的模式化的生活方式、价值观、信仰、行为标准、个性特征以及实践活动的总称，它以一定的方式传承，用来指导人的思维方式、生活决策和行为活动。

2. 关怀 又称为照护，指有助于改善那些有明确或预期需要的个体或群体的生存状态、健康状况以及面对死亡有关的帮助、支持、促进性的现象、行为和活动。

3. 文化关怀 指用一些符合文化、可被接受或认可的价值观、信念以及定势的表达方法，为自己或他人提供与文化背景相适应的综合性的帮助和支持，开展促进性的关怀行为。文化关怀具有统一性和多样性的特点。

（1）统一性 又称为文化关怀的共同性，是指不同文化背景下，人们在关怀的意义、定势、价值以及关怀方式等方面具有共同性或相似性。

（2）多样性 又称为文化关怀的差异性，是指同一文化内部或不同文化之间、群体内部或群体之间以及个体之间在关怀的意义、定势、价值以及关怀方式等方面的差异，表现为多样性。

4. 跨文化护理 根据病人的社会环境和文化背景，了解病人的生活方式、信仰、道德、价值观和价值取向，向其提供多层次、高水平和全方位的护理关怀，以利于疾病康复。跨文化护理关怀包括以下方式。

（1）文化关怀保存 又称文化关怀维持，是指帮助某一特定文化背景下的服务对象保持或维持其健康、疾病康复或面对死亡而采取的帮助、支持或促进性的专业行为和决策。如针对一位自信心很强的糖尿病病人，帮助其坚持日常的活动锻炼和饮食的控制，鼓励继续保持自强、自信的心理状态，以利于疾病的康复。

（2）文化关怀调适 又称为文化关怀调整，是指帮助某一特定文化背景下的服务对象调整、适应不同的文化，以利于其健康而采取的帮助、支持或促进性的专业行为和决策。如一位患有高血压的病人，护士应与其协商，帮助其调整既往的不健康的饮食结构，建议其低盐低脂饮食，以利于疾病的康复。

(3) 文化关怀重建　又称为文化关怀重塑，是指帮助某一特定文化背景下的服务对象改变其生活方式，重塑新的、不同的生活形态，以利于其健康而采取的帮助、支持或促进性的专业行为和决策。如对因意外灾害丧失一侧肢体的病人而言，帮助其锻炼使用单侧肢体完成日常基本生活。

(4) 与文化相匹配的护理关怀　又称为与文化相一致的护理关怀，是指以文化和健康知识为基础，提供适合病人生活方式和需求的护理关怀，使其保持健康，应对疾病或死亡。如在提供护理时，应尊重其宗教信仰，必要时采取符合宗教习俗的措施进行护理关怀。

(二) 日出模式

莱宁格将跨文化护理理论用“日出模式”形象地呈现该理论的基本概念以及各概念之间的相互联系（图 5－5），从而帮助护士研究和理解该理论的组成部分在不同文化中如何影响个体、家庭和群体的健康状况，以及如何运用该理论实施护理关怀。莱宁格将“日出模式”分为 4 个层次。

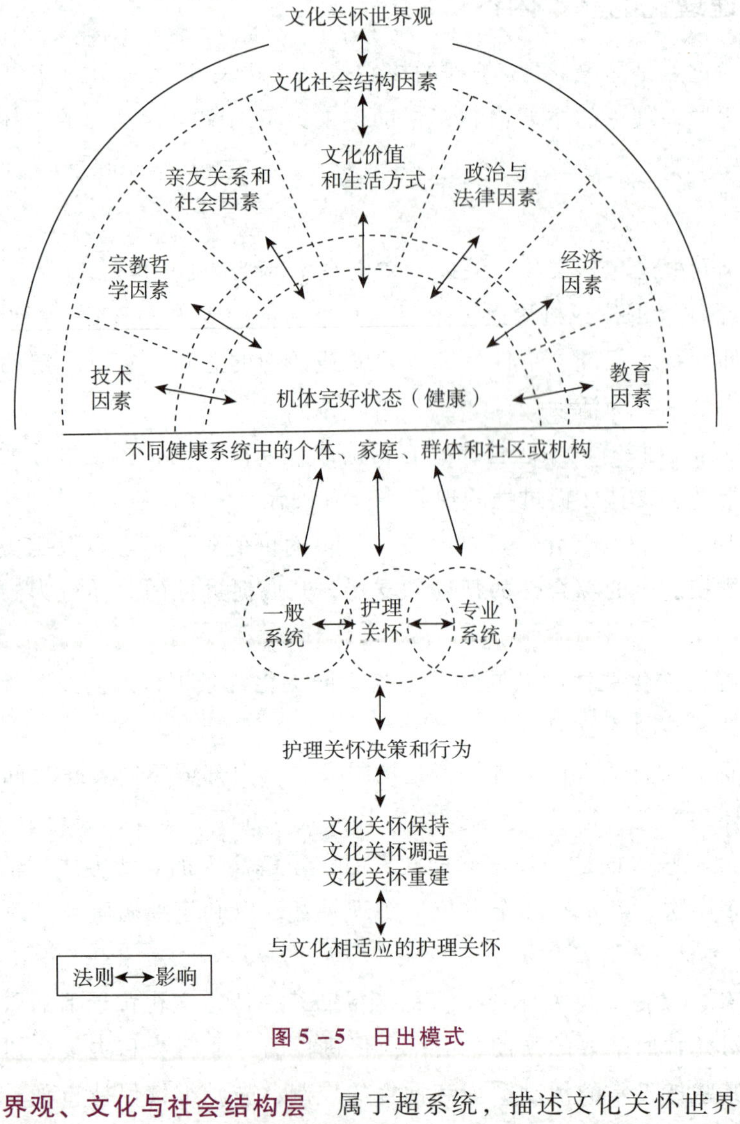

图 5－5　日出模式

1. 第一层——世界观、文化与社会结构层　属于超系统，描述文化关怀世界观、文化社会结构及其组成因素，是日出模式的最顶层。世界观是人们对整个世界的总体看法和基本观点。社会结构是特定文化的构成因素，包括宗教、技术、亲属关系、价值观、生活方式、政治与法律以及经济与教育等。文化关怀的概念、内涵、状况以及世界观是文化与社会结构的基础，共同影响护理关怀的表达方式，从而影响服务对象的健康。

2. 第二层——文化关怀与健康层 显示不同文化背景下的文化关怀形态以及表达方式，解释个人、家庭和群体或机构的健康、疾病或死亡的社会文化结构。不同文化背景下健康的含义不同，第一层的文化社会结构的各种因素均影响和制约其关怀形态。因此，提供与其文化相适应的护理关怀，建立、促进或维持与文化相适应的健康，才是真正意义上的健康。

3. 第三层——健康系统层 包括一般关怀和专业关怀系统。阐述了个体、家庭、群体或机构的不同监控系统及其相互影响。一般关怀是指传承于文化内部的，通过模仿、学习传统的、民间的和固有的，可以由非专业人士提供的文化关怀知识与技能，也称民间照护系统。而专业关怀是指源于特定文化之外的，通过规范学习获得的，由专业人员提供的文化关怀知识与技能，也称专业照护系统。二者之间相互影响、相辅相成，有利于护理关怀的实施。

4. 第四层——护理关怀决策和行为层 该层揭示了护理关怀的决策和行为，包含文化关怀保持、文化关怀调适和文化关怀重建 3 种关怀模式。其中对有益于健康的文化实施维持文化的护理关怀；对于部分与健康不协调的文化采取调整、适应文化的护理关怀；对于与现有健康状况相冲突的文化需要改变、重塑有利于健康的护理文化关怀。

二、跨文化护理理论与护理实践的关系

莱宁格跨文化护理理论的“日出模式”与护理程序基本一致，两者都描述解决问题的程序，只是“日出模式”强调要理解服务对象的文化，并具备有关文化的知识。在临床实践中，“日出模式”可帮助护士研究和理解不同文化背景如何影响个体、家庭、群体和社会机构的健康并指导临床护理实践。

（一）评估

即收集与文化有关的资料。根据需要收集“日出模式”的第一层、第二层和第三层资料。

1. 服务对象所属文化、社会结构和世界观

（1）服务对象的语言、环境背景、宗教、亲缘关系、文化价值观、信仰、政治法律、经济、教育等。

（2）上述因素对服务对象健康和关怀表达形态与实践方式的影响。

2. 服务对象的健康状况及对关怀的理解、期望以及关怀的方式 即服务对象的具体情况，及其对一般关怀和专业关怀的期望和采取的行动。

3. 服务对象关怀系统 包括一般关怀系统和专业关怀系统。

（二）诊断

即识别文化及文化关怀的共性及差异。识别服务对象所处文化和其他文化在关怀方面的共同点和不同点，并找出其中不能达到服务对象文化期望的方面。如服务对象的风俗习惯、生活方式以及教育背景是否有利于健康的恢复，在文化及文化关怀方面是否能满足服务对象的关怀需要，如存在差异，则需要提供与其文化一致的护理关怀。

（三）计划与实施

即护理关怀决策与行动。根据服务对象的文化背景，选择适合的、服务对象在文化能够接受的护理关怀决策，最大限度地满足其健康需求。即采用 3 种不同的文化照护模式，文化照护保持、文化照护调整和文化照护重塑，提供与服务对象文化一致的护理关怀。其中对于与健康状况不相冲突的，甚至有利于健康的文化成分应鼓励其继续保持；对于与健康状况有部分不协调的文化成分，应调整使其适应健康的需要；对于与健康状况相冲突的文化成分，应改变其不良的文化习惯，重新塑造建立有利于健康的文化。

第五节　人文关怀理论

PPT

人文关怀理论是由美国科罗拉多大学护理学院著名护理学教授、资深护理理论家华生于1979年创立。该理论主要阐述了人文关怀是护理的本质与核心，关怀是护理专业最有价值的特征，护理的核心是指导护患关系的形成而不是护理实践的任务和程序。护理人文关怀的实质是一种充满爱心的人际互动，其目的是帮助服务对象达到生理、精神、灵性以及社会文化的健康。人文关怀理论中的人际间关怀治愈关系表达了在提供关怀治愈的过程中，护士对服务对象内心世界的关心，从而使护理成为护士与服务对象在精神层面的一种联系，建立真正的护患信任关系，为深层次人的整体治愈创造了潜在的可能。

看一看

吉恩·华生简介

吉恩·华生（Jean Watson），1940年出生于美国的西弗吉尼亚州，先后获得科罗拉多大学护理学学士学位、精神卫生护理学硕士学位、教育心理学和咨询学博士学位，美国科罗拉多大学终身教授，美国护理研究院院士。华生于1979年创立了人文关怀理论，并发表理论著作《护理：关怀的哲学和科学》，提出“人文关怀是护理学的本质”的观点。1985年，华生再次修订发表理论著作《护理：人文科学和人文关怀》。华生是人文关怀理论的创立者、领导人和传播者，对世界护理理论的发展和护理学专业的发展作出巨大贡献。

一、人文关怀理论的基本内容

华生的人文关怀理论主要由十个要素构成，每个要素都具有与互动性护患关系相关的动态现象成分。其中前三个相互独立的概念被华生称为“人文关怀的哲学基础”，其余七个照顾性因素是在前三个的基础上发展起来的。

1. 形成人道主义–利他主义价值系统　此系统的形成始于个体早年与父母共同分享价值观的时期。它通过个人生活经验、学习及个人对人文科学的接触而建立。护士通过对自我价值观、信念、文化互动以及对个人成长经历的反省，而使人性照护观得以发展。这是护士自我成熟的必要条件，可促进其利他行为的形成。

2. 建立信念和希望　信念和希望的建立对关怀和治疗过程都很重要。护士在护理实践中帮助病人提高信心与希望，协助病人寻求健康行为，正向鼓励、支持及建立有效的护士与病人间的信任关系，以达到目标。

3. 培养对自我和他人的敏感性　这种对自我和对他人的敏感性可使护士达到自我接受、自我发展、促进护士和病人的自我实现。护士可以表达自己的感情，以便更好地帮助病人表达感情，并为病人寻找内在的致病因素，帮助其解决问题，促进健康。

4. 建立帮助–信任的关系　建立良好的人际关系和护患关系，此关系包括一致性和移情。一致性是指护士与病人之间平等互助的关系，为了病人健康可以达成一致性。移情（同理心）即护士站在病人角度处理问题，关心病人的内在感受，维护病人作为人的尊严和行为。通过交流和有效沟通等技巧建立良好的护患关系。

5. 促进并接受正向和负向情感的表达　正向积极的感受能促进健康，负向消极的感受则可导致疾病。护士应促进和接受病人表达正向和负向的感受，同情病人的痛苦经历，使病人能体验到人间真情。

同时护士应认识到在特定环境中，理智上的理解和情感上的理解是有差异的。

6. 在决策中系统地应用科学方法解决问题 华生认为如果没有科学地解决问题方法的指导，则不可能形成有效的护理实践，甚至会给病人带来伤害。护士将科学地解决问题的原则和理念运用于护理过程中，以作出最好的护理决策，帮助病人恢复自理能力，促进健康。

7. 促进人际间的教与学 护士首先应理解病人对情境的感知状况，以便根据病人的认知水平，帮助其减轻压力。护士通过健康教育增进病人知识，给病人正确地指导，提供其自我照顾能力，满足其个人需要，以达到自我内在平衡的目的。

8. 提供支持性、保护性及矫正性的生理、心理、社会文化和精神环境 这是护理活动在促进健康、恢复健康、预防疾病方面的主要功能。护士应认识到内部环境和外部环境对个体健康和疾病的影响，通过评估和增进病人的适应能力，提供其舒适、安静、清洁及有隐私性的环境，以支持、保护和纠正其身心的健康。

9. 帮助满足人性需要 华生根据马斯洛的需要层次理论发展形成了她的人文关怀理论中的人性需求层次，即生存性需求、功能性需求、整合性需求和发展性需求。护士和病人都有生理、心理、社会及个体内在的各种需求，低层次需求满足后才能达到高层次需求的满足，护士应该帮助病人满足各种层次的需求。

10. 允许存在主义、现象学及精神力量的存在 护士运用现象学方法评估个体的生活经历，了解个体对健康、疾病和生活方式的观点，可以使护士更容易了解自己和他人，从而提供有效的专业服务。华生建议护士在帮助他人应对生活困境前，首先重新审视自己和存在主义观念。因此该要素可帮助护士激发思维，以便更好地理解自我和他人。

二、人文关怀理论与护理实践的关系

华生的人文关怀理论作为一种传递人道主义的护理模式已在世界范围内被广泛接受。在美国、加拿大等西方国家得到广泛推广，并在护理本科生中开设了关怀课程。人文关怀理论这种以病人为中心的护理模式也已逐渐应用于临床护理实践中，并取得了良好的护理效果，具有强大的生命力和深远的意义。

（一）营造人文关怀氛围，转变服务理念

护士的人文关怀品质测评包含四个维度，即人文关怀理念、人文关怀知识、人文关怀能力和人文关怀感知。

1. 加强人文关怀知识学习，强化人文关怀意识 护士要加强人文关怀知识的学习，进一步理解人文关怀的内涵。如开设人性照护理论的课程，定期举办人文关怀理论新知识、新进展的讲座和综合讨论分析，提高护士认知和应用能力，使其逐渐养成人文关怀的习惯。

（1）人文关怀的内涵 又称人性照护或关怀照护，是对人的生存状态的关注，对人的尊严与符合人性的生活条件的肯定和对人类解放与自由的追求，人文关怀就是关注人、关心人、重视人的个性，满足人的需求和尊重人的权利。其内容包括精神文化、制度文化、行为文化和环境文化。其中精神文化是护士共同信崇的基本信念、价值标准、职业道德规范及精神面貌；制度文化是统一护士的服务理念，仪表、修饰、行为和服务的规范标准；行为文化、环境文化是将抽象的护理理念以外在的形式表现出来，创建浓厚的文化氛围。“人文精神”是一种以人为中心，对人的生存意义、人的价值以及人的自由和发展进行珍视和关注的思想。

（2）人文关怀行为 包括操作性行为与表达性行为。其中操作性行为是指提供实际的服务，满足服务对象基本生活、舒适的需求，减少其痛苦的行为。表达性行为是指提供一种真诚、信任且具有希

望、同情心及使人感到温暖的一种情绪上的支持性行为。因此，临床护士的人文关怀行为可以提高服务对象的满意度、幸福感，继而增强医疗组织的效益。

（3）护理关怀行为 ①奉献自我。护士在护理服务中，全神贯注投入，如面对有传染疾病病人的护理，将个人生命置之度外，不计较时间，加班加点以满足他们的需求，做到微笑服务、态度亲切，有耐心、热情关怀。②充分运用沟通技巧。善用幽默、触摸、倾听、引导、陪伴、安慰、解说、移情、鼓励，以缓解或解除服务对象的心理不适（哀伤、害怕、忧郁），引导他们说出忧郁、痛苦和烦恼，详细表达情绪，以减轻其内心的孤独、增强其信心。③适时满足服务对象身体舒适与安全、心理、社会、精神方面的需求和健康教育。

2. 提升护士人文关怀感知，增强人文关怀能力 国内调查显示临床护士的关怀行为及能力呈一般偏低水平，但人文关怀品质总体状况良好。临床护士对于关怀行为的总体认识是正向的。华生认为人文关怀是护理的一种道德观念，是一种人际间的治疗过程，以达到促进人类健康、维护人类尊严的目的。因此，护士必须有人文科学的认知，实施人性化的护理。

（二）改善护理服务环境，注重护患沟通

1. 主动热情介绍，消除环境陌生感 做到“五主动”，即主动介绍、主动宣传、主动沟通、主动答疑、主动进行健康教育。主动为病人介绍医院环境、设施，以及相关规章制度，加强护患沟通，营造良好的护患关系，帮助病人尽快适应医院的陌生环境，消除其紧张、焦虑、恐惧心理。

2. 根据病人及病情特点，营造温馨环境 病室保持适宜的温湿度，可摆放花篮，地面、门窗、桌椅清洁，被褥干净整洁。如儿科主要根据儿童心理特点布置病区环境，病区的装饰色彩丰富，气氛活泼、充满童趣等。

（三）树立护士良好形象，实施人性化管理

1. 规范护士形象，护理服务规范化 护士仪表整洁、态度亲切、举止大方、服务周到。做到“六规范”，即迎接病人规范、文明用语规范、礼仪着装规范、称呼病人规范、征询意见规范、送别出院规范。新病人入院后，责任护士亲自床边访谈，获取病人及病情相关信息，以便指导和安排护理工作，让护士服务于病人开口之前，使病人有安全感。病人住院期间，如遇节日或纪念日，可为病人进行多种形式的祝福，提供更多有形的物质支持和无形的情感支持，让其有居家的感觉。病人出院后，护士应对病人进行回访，内容涵盖生活、饮食、服药、健康状况等方面，将护理服务延伸到家庭。

2. 提供家庭式护理，全程服务到位 护理服务做到“七到位”，即：①提供温馨的住院环境，卫生清洁到位；②提供“六个一”服务，入院接待到位（一声问候、一个微笑、一杯热水、一张整洁的床铺、一次热情详细的入院介绍、一张便于咨询的连心卡）；③提供优良的护理，服务态度到位；④提供方便病人的举措，舒适服务到位；⑤注重细节服务，保护隐私到位；⑥提供需求服务，方便病人到位；⑦提供“四有”措施（病人有人引、检查有人陪、配药有人拿、住院有人送），全程服务到位。

华生认为，关怀是护理专业提供的最有价值的特征。开展人文关怀最核心的问题是尊重病人生命价值、人格尊严和维护就医权利。关怀行为不只是情感、关注或仁慈的表现，它更应该呈现出保护增进与维护人性尊严。良好的人文关怀，可以融洽护患关系，促进病人早日康复，提高护理工作满意度。

护爱生命

胡敏华，女，江西南昌人，中共党员，江西省南昌市第九医院主任护师，第48届南丁格尔奖章获得者。胡敏华从事一线抗击艾滋病工作21年，护理艾滋病病人3000余名。参与创建江西省艾滋病治疗中心，牵头成立抗艾志愿服务队，积极为“艾友”争取社会援助，开通“与艾滋病为邻”微博和“与艾滋为邻”微信公众号，累计发布抗艾信息3万余条，耐心同“艾友”交流、沟通，为恐艾、忧郁、有自杀倾向病人提供心理咨询1600例。她结合多年护理经验，在摸索中建立起艾滋病门诊工作制度、接诊流程和护理常规等。

想一想

在跨文化理论中，“文化关怀”是如何体现护理本质的？

答案解析

目标检测

答案解析

1. 规律的休息和睡眠属于机体防御结构的
   A. 常防御线　B. 基本结构　C. 抵抗线　D. 应变防御线　E. 组织结构
2. 根据护理理论的着重点不同，罗伊（Roy）适应理论属于
   A. 以需要及问题为中心的护理理论
   B. 以护患关系为中心的护理理论
   C. 以系统为中心的护理理论
   D. 以能量源为中心的护理理论
   E. 以沟通为中心的护理理论
3. 脑卒中后的早期康复指导属于
   A. 一级预防　B. 二级预防　C. 三级预防　D. 临床前期预防　E. 临床治疗
4. 奥瑞姆自理理论的核心是
   A. 自理结构　B. 自理缺陷理论　C. 护理系统模式　D. 护理实践　E. 护理理论
5. 根据纽曼的健康系统模式，下列描述正确的是
   A. 基本结构处于非核心部分　B. 弹性防御线紧贴于抵抗线
   C. 正常防御线紧贴机体基本结构　D. 正常防御线紧贴抵抗线外
   E. 弹性防御线处于核心部分
6. 根据奥瑞姆的自理理论，指导糖尿病病人进行自我注射胰岛素采用的是
   A. 全补偿系统　B. 部分补偿系统
   C. 支持－教育系统　D. 健康教育
   E. 协作互动
7. 罗伊适应模式中的应对机制包括
   A. 生理调节、心理调节　B. 生理调节、认知调节
   C. 生理调节、环境调节　D. 内环境调节、外环境调节
   E. 神经调节、内分泌调节
8. 跨文化护理理论的创立者是
   A. Neuman　B. Roy　C. Orem　D. Leininger　E. Nightingale
9. 人文关怀理论的创立者是
   A. Neuman　B. Roy　C. Orem　D. Leininger　E. Jean Watson

10. 跨文化护理理论的主要概念不包括

A. 文化　B. 关怀　C. 文化关怀　D. 护理关怀　E. 跨文化护理

11. 属于"日出模式"第一层的内容是

A. 世界观和文化社会结构层　B. 文化关怀与健康层

C. 健康系统层　D. 护理关怀决策层

E. 护理关怀行为层

12. 华生的关怀科学模式的理论基础是

A. 人本主义　B. 实用主义

C. 系统理论　D. 压力应对学说

E. 人际关系理论

13. 华生的关怀科学模式强调护理的核心是

A. 人际关系　B. 人的自理能力

C. 治疗性护患关系　D. 人的健康

E. 人的适应

书网融合……

重点回顾　微课 1　微课 2　习题

第六章　护理程序

学习目标

知识目标：

1. **掌握**　护理程序及护理诊断的概念；护理诊断的组成和陈述方式；书写护理诊断及制定护理目标的注意事项；护理措施的类型。

2. **熟悉**　收集资料的内容和方法；护理诊断与医疗诊断的区别；临床护理记录常用的记录方法。

3. **了解**　护理程序的发展史。

技能目标：

能运用护理程序工作方法指导护理实践。

素质目标：

确立整体护理理念，全心全意为人类健康服务。

导学情景

情景描述：病人，女，28 岁，淋雨后高热，以肺炎链球菌性肺炎收入院。主诉：疲乏、头晕、发冷、食欲不振。体检：体温 39.5℃，脉搏 110 次/分，呼吸 24 次/分，血压 145/96mmHg，双下肺呼吸音减弱，广泛湿啰音，神志清楚，面色潮红，口角疱疹，痰液黏稠不易咳出。遵医嘱给予抗生素、糖皮质激素等治疗。护士小王接诊。

情景分析：护士小王接诊病人后，需要根据张女士的性别、年龄、文化背景、家庭情况，分析其现在的症状、体征，判定病人的健康需求并帮助其解决。

讨论：病人的主要健康问题有哪些？针对其存在的健康问题，护士小王应制订哪些护理措施？

学前导语：护理程序是一种科学安排护理活动的工作和思维方法，护理人员应学会应用护理程序，确认服务对象现存或潜在的健康问题，制订并实施符合服务对象需求的护理计划，帮助其解决健康问题，满足服务对象的各种需要。

PPT

第一节　概　述

护理程序是护理工作中所应用的工作程序，是一种系统、科学的工作方法，包括全面评估及分析服务对象生理、心理、社会、精神、文化等方面的需要，根据需要制订并实施相应的护理计划，满足服务对象的各种需要。护理程序的应用体现了护理工作的科学性、专业性和独立性，展示了护理服务的内涵、职业行为和专业形象，为护理学科的发展奠定了基础。

一、护理程序的概念与发展史

（一）概念

护理程序是以促进和恢复服务对象的健康为目标所进行的一系列有目的、有计划的护理活动，是一个综合的、动态的、具有决策和反馈功能的过程，对服务对象进行主动、全面的整体护理，使其达到最佳健康状态。综合性是指要用多学科的知识来处理服务对象对健康问题的反应；动态性是指根据服务对象健康问题的不断变化提出并随时调整护理措施；决策性是指针对服务对象的健康问题决定采取哪些护理措施；反馈性是指实施护理措施后的效果又反过来决定和影响下一步护理措施的制订。

（二）发展史

1955年，美国护理学者莉迪亚·海尔（Lydia Hall）首先提出，护理是"按程序进行工作的"，强调以病人为中心实施护理。从那时起，许多护理工作者对护理程序进行研究，护理程序得到了逐步的发展。

1959年，约翰逊（Johnson）、1961年奥兰多（Orlando）、1965年威登贝克（Wieden bach）三名护理学者各自创立了一个三步护理程序的模式并将之用于护理教育和护理临床实践。

1967年，尤拉（Rurah）和沃尔什（Walsh）出版了第一本权威性的教材《护理程序》，确立护理程序有四个步骤：评估、计划、实施和评价。

1973年，盖比（Gebbie）和拉文（Lavin）在护理程序中又增加了护理诊断，使护理程序变为五个步骤。当时护理诊断一直是护理程序第一步"评估"中的一个部分，1973年，美国护士会出版的《护理实践标准》一书将护理诊断纳入了护理程序，并授权在护理实践中使用。1977年，美国护士会规定护理程序包括评估、诊断、计划、实施及评价五个步骤，并将其列为护理实践的标准。

看一看

护理程序在中国

20世纪80年代初期，美籍华裔学者李式鸾博士来中国讲学，将美国的责任制护理制度引入中国，以护理程序为中心的责任制护理开始实行。1994年，美籍华裔学者袁剑云博士开始在我国推广以护理程序为核心的系统化整体护理，1996年全国整体护理协作网正式组建。1997年6月，卫生部下发《关于进一步加强护理管理工作的通知》，要求各医院推行整体护理。2002年，袁剑云博士又在我国介绍以护理程序为框架的临床路径。目前，整体护理与护理程序正在健康发展中，广大护理人员正在积极探索适合我国国情的、具有中国特色的、整体护理的实践模式。

二、护理程序的理论基础

护理程序是在吸收多学科理论成果基础上构建而成，如系统论、需要层次论、沟通理论、信息论和解决问题论等。这些理论相互关联、相互支持，共同为护理程序提供理论支持，同时又分别在护理程序实践过程中的不同阶段、不同方面发挥独特的指导作用。系统论组成了护理程序的工作框架；需要层次论为评估病人健康状况、预见病人的需要提供了理论依据；信息论赋予了护士与病人沟通的技巧与知识，从而确保护理程序的最佳运行；解决问题论为确认病人健康问题，寻求解决问题的最佳方案及评价效果奠定了方法论的基础，可帮助护士有效进行护理干预。护理程序是解决问题论在护理专业中的具体实践。

三、护理程序的特点

1. 以服务对象为中心 为服务对象解决健康问题是护士运用护理程序的根本目的。同时要考虑人的个体特性，根据人的生理、心理和社会需求安排护理活动，充分体现以人的健康为中心的指导思想。

2. 目标性 护理程序以识别并解决服务对象的健康问题及对健康问题的反应为特定目标，全面计划及组织护理活动，目的是满足服务对象生理、心理、社会等方面的整体需要，帮助其达到符合自身状况的最佳健康状态。

3. 科学性　护理程序是在吸收多学科理论成果的基础上构建而成的，不仅体现了现代护理学的理论观点，也涉及系统理论、沟通理论、压力与适应理论等相关理论。护理人员必须有扎实的专业知识。

4. 循环性和动态性　护理程序虽是按照评估、诊断、计划、实施、评价的步骤进行护理活动，但需要根据服务对象健康反应的变化，不断调整护理活动，随时作出评价和采取相应措施，动态地循环。

5. 互动性和协作性　在运用护理程序过程中，需要护士与服务对象、同事、医生及其他人员交流和协作，共同为恢复和促进服务对象的健康服务。

6. 普遍性　护理程序适合在任何场所、为任何服务对象安排护理活动。无论服务对象是个人、家庭，还是社区，无论其工作场所是医院、家庭病房、社区诊所，还是保健康复机构，护士都可应用护理程序组织工作。

7. 创造性　护士需要运用评判性思维的方法，根据服务对象的健康问题及特殊需求，独立地、创造性地设计解决问题的方法。

PPT

第二节　护理程序的步骤

护理程序由评估、诊断、计划、实施和评价五个步骤组成。五个步骤相互联系、相互影响、相互依赖，是一个循环的过程。

一、护理评估

护理评估是护理程序的第一步，是指系统而有计划地收集服务对象生理、心理、社会、精神和文化等方面资料，加以整理与分析，以判断服务对象的健康问题，为护理活动提供可靠依据。护理评估是护理程序的基础，评估时收集的资料是否全面、准确，将直接影响护理诊断、护理计划的准确性。护理评估是一个连续的、动态的过程，它贯穿于护理程序的每个阶段，贯穿于护理工作的始终。

护理评估包括收集资料、整理资料、记录资料三部分。

（一）收集资料

1. 收集资料的目的

（1）建立服务对象健康状况的基础资料。

（2）为作出正确的护理诊断提供依据。

（3）为制订护理计划提供依据。

（4）为评价护理效果提供依据。

（5）为护理教学和科研积累资料。

2. 资料的来源

（1）直接来源　服务对象是资料的主要来源。只要服务对象意识清楚、能用语言交流、健康状况允许，就可通过观察、交谈、体格检查等方法直接从服务对象处获取资料。

（2）间接来源　与服务对象有关的人员，如家属、朋友、同事等；其他医务人员，包括医师、护士、营养师、康复师、药剂师等；服务对象的医疗记录，既往疾病史和现有疾病的情况，辅助检查的资料，如各种实验室检查、病理检查等；各种医疗护理文献可以为服务对象的病情判断、治疗和护理提供理论依据。

练一练6-1

病人临床资料的主要来源是

A. 病人家属　　B. 护士　　C. 医生

D. 病人本人　　E. 保健人员

答案解析

3. 资料的类型

（1）主观资料　指服务对象对自己健康状况的认知和体验，包括服务对象所感觉的、所经历的以及看到的、听到的、想到的关于个人健康状态和生活状况的感知。通常无法被具体的观察或测量，是通过与服务对象及有关人员交谈获得的资料，也包括亲属的代诉。主观资料的来源可以是服务对象本人，也可以是其家属、重要影响人或其他医疗人员。例如服务对象描述“头晕胸闷”“我感觉越来越疼”“我真有些害怕”“我感觉烦闷”“我的腹部像刀割一样疼”等都属于主观资料。

（2）客观资料　指检查者通过观察、交谈、体格检查和实验室检查等方法获得的有关服务对象健康状况的资料。是可以被观察、测量到的客观存在的事实。如护士看到的病人的表情、面色、体位等，测量的体温、脉搏、血压及触摸到的腹部肿块等资料。检查者需具有敏锐的观察能力及丰富的临床经验以全面而准确地获取客观资料。

当护士收集到主观资料和客观资料后，应将两者加以比较和分析，以证实资料的准确性。如服务对象自述未饮酒，但护士可闻到其呼吸中有乙醇味；服务对象自述不痛，但护士可观察到服务对象眉头紧锁，测量脉搏加快。当主观资料与客观资料不一致时，护士需谨慎判断，必要时进一步收集其他资料以了解情况。

练一练6-2

下列信息中，属于客观资料的是

A. 头痛2天　　B. 感到恶心　　C. 体温

D. 不易入睡　　E. 全身乏力

答案解析

4. 资料的内容

（1）一般资料　①服务对象姓名、性别、年龄、职业、民族、婚姻、文化程度等。②此次住院的情况：主诉、现病史、入院方式、医疗诊断及目前用药情况。③既往史、家族史、过敏史等。④对治疗方案、家庭照顾方案、治疗结果的预期等。

（2）生活状况及自理程度　①饮食型态：饮食的种类、营养搭配及摄入、食欲及吞咽情况。②睡眠休息型态：睡眠、休息后的体力恢复情况以及是否需要辅助睡眠。③排泄型态：排便、排尿情况以及有无排泄异常。④健康感知与健康管理型态：保持健康的能力以及寻求健康的行为、生活方式、保健知识及遵从医嘱的情况、对疾病的认知情况。⑤活动与运动型态：生活自理能力、活动能力、活动耐力的情况以及躯体有无活动障碍。

（3）健康评估　生命体征、身高、体重、各系统的生理功能及认知感受型态。①神经系统：意识状态、定向力和语言能力。②皮肤黏膜：皮肤的颜色、温度、干燥程度、弹性、完整性、伤口外观、眼睛和口腔黏膜等。③呼吸系统：呼吸节律、频率、有无呼吸困难及咳嗽、咳痰情况、呼吸方式及呼吸音是否正常等。④循环系统：心率、心律、心音、有无杂音、组织有无水肿，脱水及足背动脉搏动情况等。⑤消化系统：有无消化道症状如恶心、呕吐、腹痛、腹胀等反应，腹部有无肌紧张、压痛、反跳痛，有无造瘘口、引流管及引流液的颜色、性质及量等。⑥性生殖系统：月经周期及月经量是否正常，外阴、阴道及乳房有无异常，性生理及心理情况等。⑦肌肉骨髓系统：骨骼发育情况、活动能力、活动耐力、步态等。⑧认知感受型态：服务对象的感受性如有无疼痛、眩晕、麻木、瘙痒等；感觉如视觉、听觉、嗅觉、味觉、触觉有无异常；认知过程如思维活动、记忆能力等有无障碍。

（4）心理社会评估包括 ①自我感知与自我概念型态：有无焦虑、恐惧、沮丧、愤怒等情绪反应；有无负罪感、无用感、无能为力、孤独无助感、自我否定等心理感受。②角色与关系型态：体现了服务对象的支持系统，如就业状态、角色问题（配偶、子女、家庭成）和社交状况。③应对与压力耐受型态：近期有无重大生活事件、应对能力、应对方式、应对效果及支持系统等。④价值信念型态：人生观、价值观以及宗教信仰等。

5. 收集资料的方法

（1）观察 是护士在临床实践中，利用感官或借助简单诊疗器具，系统地、有目的地收集病人健康资料的方法。观察是一个连续的过程，病人入院就意味着观察的开始，一位有能力的护士必须随时进行观察，并能敏锐地作出适当的反应。

1）视觉观察 运用眼睛观察病人的体态、神志、精神状态、皮肤黏膜、营养发育状况、呼吸方式、呼吸节律及频率、四肢活动能力等。

2）触觉观察 运用手的触摸感觉判断病人的某些组织和器官的物理特征，如皮肤温度和湿度、脉搏的跳动、器官的形态和大小、肿块的位置及表面性质等。

3）听觉观察 运用耳朵辨别病人发出的各种声音，如病人的呼吸音、谈话时的语音、器官的叩诊音以及借助听诊器听到的心音、肠鸣音、血管杂音等。

4）嗅觉观察 运用嗅觉辨别病人身体、排泄物或分泌物发出的异常气味。

（2）交谈 护士通过与病人和家属的交谈收集有关病人健康状况的信息，是收集主观资料最主要的方法，同时也有助于与病人建立相互信任的关系。交谈时护士应注意运用沟通技巧，对一些敏感话题应注意保护病人的隐私。护患之间进行交谈时，要注意以下几个方面。

1）安排合适的环境 谈话环境要安静、舒适、不受干扰，并有适宜的照明，让病人在较放松、较少压力的情况下，陈述自己的内心感受。

2）说明交谈的目的及需要的时间 护士在交谈开始前应先向病人说明交谈的目的、交谈所需要的时间，使病人有思想准备。

3）引导病人抓住交谈的主题 ①护士应事先了解病人的资料，准备交谈提纲，按顺序引导病人交谈。可先从主诉、一般资料开始，再引向过去健康状况及心理、社会情况等；②病人叙述时要注意倾听，不要随意打断或提出新的话题，要有意识地引导病人抓住主题，对病人的陈述或提出的问题，应给予合理的解释或适当的反应，如点头、微笑等；③交谈完毕，应对所交谈内容作出小结，并征求病人的意见，向病人致谢。交谈中注意运用沟通技巧，关心体贴病人，通过交谈与病人建立起相互信任的关系。

（3）护理体检 是评估中收集客观资料的方法之一。护士运用视诊、触诊、叩诊、听诊等方法，对病人进行全面的体格检查，了解病人的阳性体征，确立护理诊断，从而制订护理计划。

（4）查阅资料 包括查阅病人的医疗病历、各种护理记录、既往健康记录、实验室及其他检查报告等。

（二）整理资料

1. 资料的核实 为确保所收集资料的真实性、准确性，需要对资料进行核实。

（1）核实主观资料 核实主观资料并非出于对病人的不信任，而是由于病人的感知有时可能出现偏差，因而需要用客观资料对主观资料进行核实。如病人自述“我感觉心慌”，可以测量脉搏加以证实。

（2）澄清含糊的资料　如病人诉说“时常出现腹痛”，护士需要进一步询问腹痛的部位、性质及持续时间等。

2. 资料的分类　评估收集的资料内容涉及各个方面，需要分类整理，以便对资料进行分析和查找，并且可以避免资料的遗漏。资料的分类方法有以下几种。

（1）按马斯洛基本需要层次分类

1）生理需要　包括身高、体重、心率、呼吸、营养、排泄等。

2）安全需要　包括对医院环境感到陌生，害怕被人遗忘，担心得不到良好的治疗和护理，手术前感觉紧张，对各种检查和治疗感到惧怕，对医护人员的技术不信任，担心经济问题等。

3）爱与归属的需要　指病人想家、想孩子，孩子想妈妈，害怕孤独，希望有亲友来探望等。

4）尊重与被尊重的需要　指由于外貌受损而不敢见人，怕被别人看不起；服务对象有自己的生活习惯、价值观、宗教信仰等。

5）自我实现的需要　指担心住院会影响工作或学习，有病不能实现自己的理想等。

（2）按健康型态分类　可将收集到的各种资料按戈登（Marjory Gordon）的功能性健康型态分类，共有 11 种功能型态。

1）健康感知 - 健康管理型态　指服务对象对自己健康的认识及对健康的控制能力方面的问题。

2）营养 - 代谢型态　包括营养、体液平衡、饮食等。

3）排泄型态　主要是指肠道、膀胱以及皮肤的排泄情况等。

4）活动 - 运动型态　指服务对象运动、活动、休闲与娱乐状况等。

5）睡眠 - 休息型态　指服务对象睡眠、休息以及精神放松情况等。

6）认知 - 感知型态　包括思维过程，运用视、听、触、味、嗅、本体等感觉器官获取信息以及学习、运用知识等方面出现的问题。

7）自我感知 - 自我概念型态　指服务对象对于自我价值与情绪状态的信念与评价。

8）角色 - 关系型态　指服务对象从事的角色任务及人际关系的互动情况。

9）应对 - 应激耐受型态　指服务对象耐受压力的程度、应对与调节压力的状况。

10）性 - 生殖型态　指服务对象的性态度及生殖器官功能。

11）价值 - 信念型态　指信仰、信念和价值观等。

（3）按 NANDA 的人类反应型态分类法 I 分类　按照北美护理诊断协会（NANDA）提出的 9 种人类反应型态，可将资料分为 9 大类。

1）交换　包括营养、排泄、呼吸、循环、体温、组织的完整性等。

2）沟通　服务对象与人沟通的能力。

3）关系　包括角色功能、亲子关系、社会互动能力、家庭关系、性功能及性活动等。

4）赋予价值　包括个人的价值观、信念、宗教信仰、人生观及精神状况等。

5）选择　包括个人和家庭应付压力的能力、寻求健康所表现的行为及遵从行为等。

6）移动　包括身体活动能力、休息、睡眠、娱乐及休闲状况，日常生活自我照顾能力，生长发育状况等。

7）感知　包括自我概念（身体形象、自尊、自我实现、自我确认）及感觉功能（视觉、听觉、嗅觉、触觉、味觉及位置感），有无绝望和无力感。

8）认知　包括对健康的认知能力、学习状况及思考过程。

9）感觉　包括有无疼痛、舒适、情绪状况（焦虑、哀伤、恐惧）等。

（4）按 NANDA 的人类反应型态分类法Ⅱ分类　包括 13 个领域的 47 个分级。

1）促进健康　完好状态或功能正常的意识以及继续控制或增强完好状态或功能正常的对策。

2）营养　摄入、吸收和应用营养素的活动以满足生理需要和健康的能力。

3）排泄　分泌和排泄体内废物的能力。

4）活动/休息　能量的产生、转化、消耗或平衡。

5）感知/认知　对信息的感觉、整合和反应的能力。

6）自我感知　对自我认识的感觉、整合和反应的能力。

7）角色关系　建立或维持人际关系的方式和能力。

8）性　性别的认同、性功能和生殖器官功能。

9）应对与应激耐受性　处理生活事件、环境变化的能力。

10）生活准则　针对生活事件的个人观点、行为方式及所遵循的原则。

11）安全与防范　避免危险、机体损伤或免疫系统的损伤，保障安全。

12）舒适　精神、身体和社会的完好状态或放松状态。

13）成长/发展　机体和器官的生长与年龄相适应。

将资料进行整理分类后，应仔细检查有无遗漏，及时补充，以保证资料的完整性。将所收集的资料与正常值进行比较，与病人健康时的状态比较，注意并预测潜在性问题，在此基础上进行综合分析，以发现异常情况并找出异常资料及其相关影响因素。有些资料虽然目前在正常范围，但是由于存在危险因素，若不及时采取预防措施，以后很可能会出现异常，损害服务对象的健康。因此，护士应及时收集资料并对危险因素作出评估。

（三）记录资料

记录资料是护理评估的最后一步。记录应遵循全面、客观、准确、及时的原则，并符合医疗护理文件书写要求。应记录所有收集的资料，注意保持资料的原始性。主观资料的记录应尽量用病人自己的语言，并加引号。客观资料用可测量的词语描述，应使用医学术语，所描述的词语应简明、扼要、清晰、准确，应正确反映病人的问题，避免护士的主观判断和结论，避免错字、漏字。

目前，各医疗机构通常使用“病人入院护理评估单”记录病人入院综合评估所收集的资料。此表格目前尚无统一的格式，各医院多按照资料的分类方法，结合各自的特点而自行设计。

二、护理诊断

护理诊断是护理程序的第二步，是护士对评估所收集的健康资料进行分析，从而判断服务对象现存或潜在的健康问题以及引起健康问题的原因。护理诊断为护理计划的制订提供了依据，为护理活动的实施和评价奠定了基础。

（一）护理诊断的概念

1990 年，NANDA 提出并通过了护理诊断的概念。护理诊断是关于个体、家庭、社区对现存或潜在的健康问题及生命过程反应的一种临床判断，是护士为达到预期目标（预期结果）选择护理措施的基础，这些预期结果是应能通过护理职能达到。护理诊断是对服务对象生理、心理、社会、文化、发展及精神方面所出现健康问题的反应的说明。护士可通过对服务对象的评估，判定其健康问题，通过护理职能解决或缓解问题。因此，护理诊断是护士执行其独立性功能的表现，但并不能涵盖所有护理活动，如遵医嘱给服务对象应用药物。

看一看

护理诊断的发展历史

1950 年，美国护理学家路易斯·麦克迈纳斯（Louise McManus）首先提出护理诊断的概念。1953 年，美国护理学家维吉尼亚·弗莱（Virginia Fry）认识到护理计划中应包括护理诊断这一步骤，并强调护士应充分发挥其独立性功能。当时，护理界的许多同仁对护理诊断一词持有异议。直到 1973 年，美国护士会出版《护理实践标准》，将护理诊断纳入护理程序，并授权在护理实践中使用。同年，美国全国护理诊断会提出了护理诊断的基本框架，并成立了全国护理诊断分类小组。之后，美国各级医疗机构开始使用护理诊断。1982 年 4 月召开第五次会议因有加拿大代表参加，将分类小组改名为北美护理诊断协会（NANDA）。

（二）护理诊断的分类

针对健康问题的性质可将护理诊断分为现存的、潜在的、健康的、综合的四种类型。

1. 现存的护理诊断 是对个体、家庭或社区服务对象进行评估时发现目前已存在的健康问题或反应的描述。如体温过高、睡眠型态紊乱、气体交换障碍、便秘、恐惧等。

2. 潜在的护理诊断 是对个体、家庭或社区服务对象的健康状况或生命过程目前尚未发生的，但有危险因素存在，若不加以干预，就极有可能发生的健康问题或反应的描述。如术后病人存在“有感染的危险”，昏迷躁动的病人存在“有受伤的危险”，长期卧床的病人存在“有皮肤完整性受损的危险”。

3. 健康的护理诊断 是对个体、家庭或社区服务对象具有的达到更高健康水平潜能的描述。健康是生理、心理、社会、精神、文化各方面的完好状态。健康的护理诊断表示服务对象目前具有良好的健康行为，这种健康行为可能随着时间推移而减弱或丢失。健康的护理诊断目的是强化这些健康行为，帮助健康人促进健康。如一位母亲的护理诊断为“母乳喂养有效”，护士应帮助这位母亲坚持母乳喂养的良好行为。

4. 综合的护理诊断 是指一组由特定的情境或事件而引起的现存的或潜在的护理诊断。如创伤后综合征、强暴创伤综合征、迁移应激综合征等。

练一练6–3

属于健康的护理诊断的是

A. 体温过高　　B. 创伤后综合征　　C. 有感染的危险
D. 母乳喂养有效　　E. 活动无耐力

答案解析

（三）护理诊断的组成 微课

护理诊断由名称、定义、诊断依据以及相关因素四部分组成。

1. 名称 每一项 NANDA 公认的护理诊断都有其特定名称。名称是对服务对象健康状况的概括性描述，常用改变、受损、缺陷、无效或有效等特定描述语，如清理呼吸道无效、躯体移动障碍、知识缺乏等。

2. 定义 是对名称的一种清晰的、准确的表达，并以此与其他护理诊断相鉴别。每一个护理诊断都具有其特征性定义。如便秘定义为“个体处于一种正常排便习惯发生改变的状态，其特征为排便次数减少和（或）排出干、硬便”；有感染的危险定义为“个体处于易受机会性或致病性病原体（病毒、真菌、细菌、原生动物或其他寄生虫）侵犯的一种危险状态”。

3. 诊断依据　明确诊断依据是正确作出护理诊断的前提。诊断依据是指作出护理诊断的临床判断依据，常是病人所具有的一组症状、体征、有关病史或危险因素等。对于潜在的护理诊断，其诊断依据则是原因本身（危险因素）。根据诊断依据在特定诊断中的重要程度，可将其分为主要依据和次要依据。

（1）主要依据　是指形成某一特定诊断所应具有的症状、体征及有关病史，是诊断成立的必要条件。

（2）次要依据　是指在形成诊断时，多数情况下会出现的症状、体征及病史，对诊断的形成起支持作用，是诊断成立的辅助条件。

【举例】体液不足

主要依据：经口摄入液体量不足；摄入与排出呈负平衡；体重减轻；皮肤或黏膜干燥。

次要依据：血清钠升高；尿量减少或过量排尿；尿浓缩或尿频；口渴、恶心或食欲缺乏。

【举例】腹泻

主要依据：水样粪便和（或）排便次数增加（3次/以上）。

次要依据：急迫感；绞痛或腹痛；肠鸣音次数增加；粪便更加稀薄和粪便量增加。

4. 相关因素　是指引发服务对象健康问题的原因或情境。护士要制订有针对性的预期目标和护理计划，必须明确护理诊断的相关因素。常见的相关因素包括以下几方面。

（1）病理生理因素　指与病理生理改变有关的因素。如“气体交换受损”的相关因素可能是肺组织有效换气面积减少；“疲乏”的相关因素可能是营养不良。

（2）心理因素　与服务对象的心理状况有关的因素。如“活动无耐力”可能由疾病后服务对象处于较严重的抑郁状态引起。

（3）治疗因素　指与治疗措施有关的因素（用药、手术创伤、诊断性检查、肢体制动等）。如“语言沟通障碍”的相关因素可能是使用呼吸机行气管插管所致；“便秘”可能是由药物的副作用引起；“清理呼吸道无效”的相关因素可能是与药物的镇静作用有关。

（4）情境因素　指环境、情境等方面的因素（陌生环境、压力刺激等）。如“睡眠型态紊乱”可能与住院后环境改变有关；“体液不足”可能与天气过热、日晒、干燥有关；“角色紊乱”的原因可能是由于服务对象承担过多角色，出现角色冲突所致。

（5）年龄因素　指生长发育或成熟过程中与年龄有关的因素。如婴儿、青少年、中年、老年各有不同的生理、心理、社会、情感等方面特征。如“躯体移动障碍”的相关因素可以是机体老化所导致的活动能力减弱；“有孤独的危险”可能与老年人失去正常社会联系有关，见于退休、搬迁等。

【举例】护理诊断的组成

名称　清理呼吸道无效

定义　个体无法清除呼吸道内分泌物，处于气道受阻的状态。

诊断依据　①主要依据：咳嗽无效、无咳嗽或偶尔咳嗽，痰液过多，不能排除呼吸道内分泌物。②次要依据：呼吸音异常，呼吸速率、节律、深度异常，发绀、不安，双眼睁大等。

相关因素　①环境因素，如烟雾、吸烟、二手烟。②气道阻塞，如气道痉挛、慢性阻塞性肺疾病、黏液过多、气道异物、支气管壁增生、人工气道。③病理生理因素，如气道高敏、哮喘、感染、神经肌肉损伤等。

（四）护理诊断的陈述

护理诊断的陈述包括三个要素。①P——健康问题（problem）：即护理诊断的名称，指服务对象现存的和潜在的健康问题。②E——原因（etiology）：即相关因素，是指引起服务对象健康问题的直接因素、促发因素或危险因素。疾病的原因多比较明确，而健康问题的原因往往因人而异，如失眠、环境改变、体位不舒适等，而且不同的疾病可能有相同的健康问题。③S——症状或体征（symptomsor signs）：是指与健康问题有关的症状或体征。护理诊断的陈述方式主要有以下三种。

1. 三部分陈述 即 PES 公式，多用于现存的护理诊断。

【举例】低效性呼吸型态（P）：呼吸困难（S），与脊髓损伤导致通气量减少有关（E）。

2. 两部分陈述 即 PE 公式，多用于潜在的护理诊断。只有护理诊断名称和相关因素，没有临床表现。

【举例】有皮肤完整性受损的危险（P）：与长期卧床有关（E）。

皮肤完整性受损（P）：与长期卧床导致组织受压有关（E）。

便秘（P）：与生活方式改变有关（E）。

3. 一部分陈述 只有 P，不存在相关因素，常用于健康的护理诊断的陈述。

【举例】有健康管理改善的趋势（P）。

有母乳喂养改善的趋势（P）。

（五）合作性问题

在临床实践中，护士常遇到无法独立解决的护理问题，不能作出合理的护理诊断。因此，1983 年琳达·卡本尼图（Lynda Juall Carpenito）提出了合作性问题（collaborative problem）的概念。她认为护士需要解决的问题可分为两类：一类经护士直接采取措施可以解决，属于护理诊断；另一类需要护士与其他健康保健人员，尤其是医生共同合作解决，属于合作性问题。

合作性问题需要护士承担监测职责，同时应用医嘱和护理措施预防或减少并发症的发生。陈述时常以固定方式进行，即“潜在并发症：……”。如潜在并发症：心律失常。并非所有并发症都是合作性问题。若并发症可通过护理措施预防和处理，属于潜在的护理诊断。若并发症不能由护士预防和独立处理，处理决定来自医护双方，护理措施的重点是监测，则属于合作性问题。如妊娠期高血压妇女可能发生潜在并发症：胎盘早剥，护士无法预防，只能严密观察病情，积极配合治疗，做好终止妊娠的准备与护理。

（六）护理诊断与医疗诊断的区别

护理诊断和医疗诊断虽同为“诊断”，但功能却大不相同。护理诊断描述服务对象对其现存或潜在健康问题的反应，护士根据护理诊断可制订出符合服务对象需求的护理计划，帮助其适应和改善所面临的健康问题；而医疗诊断则代表医生基于病史、症状、体征、实验室检查以及病程所确立的疾病名称，可作为医疗团队治疗疾病的依据。二者主要区别见表 6－1。

表 6－1 护理诊断与医疗诊断的区别

项目	护理诊断	医疗诊断
研究对象	对个人、家庭、社区现存的或潜在的健康问题或生命过程反应的一种临床判断	对个体病理生理变化的一种临床判断
描述内容	是个体对健康问题的反应，并随病人的反应变化而变化	是一种疾病，其名称在病程中保持不变
决策者	护理人员	医疗人员
职责范围	护理职责范围	医疗职责范围
处理手段	通过护理措施解决或减轻	通过医疗手段治愈或缓解
适用范围	个人、家庭、社区的健康问题	个体的疾病
数量	可同时有多个	通常只有一个
稳定性	随健康状况变化而改变	确诊后不会改变
举例	急性疼痛：与心肌缺血缺氧坏死有关	急性心肌梗死

（七）书写护理诊断的注意事项

1. 应使用统一的护理诊断名称，所列名称应简明、准确、规范。

2. 列出护理诊断应贯彻整体的观点，可包括生理、心理、社会、精神及文化各方面。一个护理诊断只针对一个健康问题，一位病人可有多个护理诊断，并随病情发展而变化。

3. 避免与护理目标、护理措施、医疗诊断相混淆，勿用症状或体征代替护理诊断。

4. 护理诊断应明确相关因素，因为护理措施多是针对相关因素制订。同样的护理诊断可因不同的相关因素而具有不同的护理措施。正确陈述和确定相关因素，有利于指明护理方向，制订护理计划和措施。

5. 护理诊断知识缺乏的陈述方式较特殊，其陈述方式为知识缺乏：缺乏××的知识。如知识缺乏：缺乏妊娠期保健的知识。

6. 避免使用可能引起法律纠纷的语句。如将长期卧床病人的护理诊断书写为“皮肤完整性受损：与护士未及时给病人翻身有关”“有受伤的危险：与病房照明不足有关”，这些诊断都有可能引起法律纠纷，并产生不良后果。

7. 书写护理诊断应避免价值判断，如“卫生不良：与懒惰有关”“社交障碍：与缺乏道德有关”等之类的文字。

三、护理计划

护理计划是护理程序的第三步，是针对护理诊断制订的具体护理措施，是护理行动的指南。护理计划包括四方面的内容：排列护理诊断的顺序、确定预期目标、制订护理措施、护理计划成文。

（一）排列护理诊断的顺序

根据收集的资料，护理诊断按轻、重、缓、急确定先后顺序，以保证护理工作高效、有序进行。

1. 排序原则

（1）按照马斯洛需要层次理论排列　根据马斯洛的人类基本需要层次论，人的生理需要未满足的问题应优先解决，特别是对生理功能平衡状态威胁最大的问题排在最前面。如与呼吸有关的“气体交换受损”、与排泄有关的“尿潴留”等。当这些问题得到一定程度的解决后，护士可以把工作重点转移到影响满足更高层次需要的问题上。

（2）排序时考虑服务对象的主观需求　由于服务对象是人，同样的需求对不同的人，其重要性可能不同。在与治疗、护理原则不冲突的情况下，服务对象认为最为迫切的问题可考虑优先解决。

（3）排序并非固定不变　随着病情的变化，威胁生命的问题得以解决，生理需要获得一定程度的满足后，中优或次优问题可以上升为首优问题。例如心力衰竭病人会出现“体液过多”“心输出量减少”“活动无耐力”等护理诊断。与前两个严重威胁病人生命的健康问题相比，“活动无耐力”只能列入中优问题。但随着病情好转，病人心功能处于相对稳定状态，此时如何帮助病人早日活动以减少并发症的发生则转变为护理重点，成为首优问题。

（4）不要忽视潜在的护理诊断和合作性问题　通常应优先解决现存问题，但有时潜在的护理诊断和合作性问题比现存问题更重要，需要列为首优问题。例如小儿肺炎的患儿“有心功能不全的危险：与缺氧、酸中毒有关”，如果不及时采取措施加以预防，就会危及患儿生命，应列为首优问题。

2. 排列顺序　当服务对象出现多个护理诊断/问题（包括合作性问题）时，需要先对这些护理诊断/问题进行排序，以便根据问题的轻、重、缓、急安排护理工作。排序时要考虑到护理问题的重要性和紧迫性，把对服务对象生命威胁最大的问题排在最前面，其他问题依次排列。护理问题在优先次序上可分为首优问题、中优问题和次优问题三类。

（1）首优问题　指那些对生命威胁最大，需要立即解决的问题。如心输出量减少、气体交换障碍、清理呼吸道无效、体液不足、外周组织灌注无效等问题。在紧急情况下，尤其是急危重症病人，可同时存在几个首优问题。

（2）中优问题　指那些虽然不直接威胁生命，但对服务对象的精神和躯体造成极大痛苦，严重影响健康的问题。如活动无耐力、皮肤完整性受损、急性疼痛、压力性尿失禁、体温过高、睡眠型态紊乱、有受伤的危险、有感染的危险、焦虑、恐惧等。

（3）次优问题　指那些个人在应对发展和生活变化时所遇到的问题，这些问题与疾病或其预后并不直接相关，但同样需要护士给予帮助，使问题得到解决，以帮助服务对象达到最佳健康状态，如社交孤立、疲乏、精神困扰、无能性家庭应对、焦虑等。护理诊断的优先顺序在疾病的全过程中不是固定不变的，而是随病情发展而变化。

（二）设立预期目标

预期目标也称预期结果，是护士期望服务对象接受照护之后能够达到的健康状态或行为的改变。预期目标针对护理诊断而提出，是选择护理措施的依据，也是评价护理措施的标准。每个护理诊断都应有相应的预期目标。

1. 目标的种类　根据实现目标所需时间的长短分为长期目标和短期目标。

（1）短期目标　是指在相对较短的时间内（几小时、几天内、小于 1 周）能够达到的目标。适合于病情变化快或住院时间短的病人的护理计划。如 24 小时内病人排出大便，2 天内病人能够顺利咳出痰液，用药 3 小时后病人停止呕吐。

（2）长期目标　是指需要相对较长时间（一周以上、数周、数月）才能实现的目标。长期目标常需要护士针对一个长期存在的问题采取连续性干预才能解决。如长期卧床的服务对象需要护士在整个卧床期间给予精心的皮肤护理以预防发生压疮，长期目标可以描述为卧床期间皮肤完整无破损。有时长期目标也可通过实现一系列短期目标而达到，例如半年内体重减轻 12kg，最好通过一系列短期目标来实现，可以定为每周体重减轻 0.5kg。短期目标的实现使人看到进步，增强实现长期目标的信心。

2. 目标的陈述　包括主语、谓语、行为标准、条件状语和时间状语。

（1）主语　预期目标是期望服务对象经过照护后所产生的改变，因此目标的主语应是服务对象，也可以是服务对象的生理功能或机体的一部分，如病人体重、皮肤、尿量等。有时服务对象在目标陈述中充当主语时，可被省略，但句子的逻辑主语一定是服务对象。

（2）谓语　是指主语将要完成且能被观察或测量的行为，必须用行为动词来说明。如示范、使用、行走、说出等。

（3）行为标准　是指主语完成该行为将要达到的程度。如距离、速度、次数、时间、准确度和质量。

（4）条件状语　是指主语完成该行为所处的条件状况，并非所有目标陈述都包括此项。如在护士的指导下、借助支撑物等。

（5）时间状语　是指主语在何时达到目标中陈述的结果，即何时对目标进行评价，这一要素可督促护士帮助服务对象尽快达到目标。部分持续性目标没有明确的时间限制，例如病人维持气道通畅是指病人出院前始终保持气道通畅。结合以下预期目标分析上述各要素：

例 1：	出院前	病人	说出	饮食治疗的	具体措施
	时间状语	主语	谓语	条件状语	行为标准

例 2：	5 日后	护理对象	在护理员的协助下	能	行走 50M
	时间状语	主语	条件状语	谓语	行为标准

3. 制订目标的注意事项

（1）目标的主语一定是服务对象　目标陈述的是服务对象的行为，而非护理活动本身，更不是描述护士的行为或护士采取的护理措施。如病人 3 天内能叙述骨髓移植的目的、意义。

（2）目标应有针对性　一个预期目标只能针对一个护理诊断，一个护理诊断可制订多个目标。在一个目标中用一个行为动词，若出现多个行为动词会造成无法判断目标是否实现。如病人能列出吸烟的危害性和停止吸烟。出现类似情况时，可以多设几个目标。例如：①病人能说出吸烟的三个危害性；②他将尽力戒烟。

（3）目标具有现实性和可行性　目标应有据可依，而且是服务对象所能达到的。例如要求一位截瘫病人三个月内下床行走不可能达到。如上消化道大出血后病人有“活动无耐力”的问题，目标可定为病人 1 周后上 4 层楼不感到心慌气短。

（4）目标可以通过护理措施达到　目标应属于护理技能所能解决的范围之内，并要注意医护协作，即与医嘱一致。如有感染的危险：与使用化疗药物有关。目标：病人住院期间不发生感染。

（5）目标应具体　预期目标应可观察或可测量，护理目标中陈述的行为标准应具体，以便于评价。目标中行为动词避免使用含糊不清、不明确的词，如使用了解、减轻、尚可等，属于不能量化的行动，难以观察和测量。

（6）目标应有时间限制　预期目标应注明具体时间，如 3 日后、1 小时内、出院时等，为确定评价时间提供依据。

（7）关于潜在并发症的目标　潜在并发症是合作性问题，护士无法阻止潜在并发症的发生，只能监测并发症的发生与发展。如潜在并发症：心律失常，预期目标为：并发症被及时发现并得到处理。

（三）制订护理措施

护理措施（nursing intervention）也称为护理干预，是护士帮助服务对象实现预期目标的具体实施方法，规定了解决健康问题的护理活动的方式与步骤。制订护理措施的过程需要护士针对护理诊断结合服务对象的具体情况，运用评判性思维与护理专业知识和实践经验作出决策。

1. 护理措施的内容　主要包括护理级别、饮食护理、病情及心理活动的观察、基础护理、检查及手术前后护理、心理护理、功能锻炼、健康教育、执行医嘱、对症护理等。

2. 护理措施的类型

（1）独立性护理措施　是指护士不依赖医嘱，而是运用护理知识和技能可独立完成的护理活动。如帮助病人抬高水肿的肢体，皮肤护理，指导腹部术后病人咳嗽时保护切口，预防感染、预防危险问题的措施，提供健康教育和咨询，协助进食，坠床的预防，观察用药后毒副作用等。

（2）依赖性护理措施　是指护士执行医嘱的护理活动，如遵医嘱给药、更换伤口敷料、外周静脉置管、诊断性检查的准备工作、静脉输液、输血、膳食等。执行依赖性护理措施并非机械地执行，要求护士具备一定的专业知识和技能。如遵医嘱给药要求护士掌握相应的药理学知识；进行外周静脉置管要求护士具备相应技能，并能够预测可能出现的后果及并发症。此外，护士还负责与服务对象的沟通，如诊断性检查前的沟通及检查后告知结果等。

（3）协作性护理措施　是指护士与其他医务人员共同合作完成的护理活动。如护士与营养师共同制订符合服务对象病情的饮食计划。

3. 制订护理措施的注意事项

（1）针对性　护理措施针对护理诊断提出的原因而制订，其目的是为了达到预期的护理目标。

（2）可行性　选择护理措施一方面要从护士数量、业务水平和医院设施、设备的实际情况出发，另一方面要符合服务对象的身心状况，如病情、年龄、性别、体力认知水平、愿望及要求等。

（3）安全性　护士为服务对象提供护理过程中，应考虑服务对象的病情和耐受能力，保证其生理安全和心理安全。例如协助冠心病病人下床活动时，应循序渐进，避免活动过度而诱发心绞痛。

（4）协调性　护理措施需与医师的医嘱、营养师、放射医师及药剂师等其他医务人员对病人的安排相一致和协调。

（5）科学性　护理措施的科学依据来源于各个学科，包括自然科学、行为科学及人文科学等。护士应依据最新最佳科学证据，结合服务对象的实际情况，运用个人知识技能和临床经验，选择并制订恰当的护理措施。禁止将无科学依据的措施用于服务对象。

（6）参与性　鼓励服务对象或家属参与制订护理措施，能使其乐于接受与配合，保证护理措施的最佳效果。

（四）书写护理计划

护理计划是将护理诊断、目标、措施等各种信息按一定规格组合而形成的护理文件。书写护理计划有利于医疗团队成员之间的沟通，便于分配工作时间与资源，并有助于提高护理质量。护理计划的书写格式，因不同的医院有各自具体的条件和要求，书写格式多种多样，大致包括日期、护理诊断、预期目标、护理措施、效果评价等几项内容。

护理计划明确了服务对象健康问题的轻、重、缓、急及护理工作的重点，确定了护理工作的目标，制订了实现预期目标的护理措施，为护士解决服务对象的健康问题、满足其健康需要提供了行动指南。

四、护理实施

护理实施（nursing implementation）是护理程序的第四个步骤，是落实措施解决问题的过程。在实施的过程中，不仅要求护士具备丰富的专业知识，还要具备熟练的操作技能和良好的人际沟通能力，才能保证护理计划的执行和完成，使服务对象得到高质量的护理。

（一）实施前准备

1. 护士在执行护理计划之前，应思考以下几个问题，即解决问题的“5 个 W”

（1）做什么（what）　回顾已制订的护理计划，保证计划内容是合适的、科学的、安全的、符合病人目前情况的，然后组织所要实施的护理措施。护士每一次接触服务对象，可实行针对不同护理诊断的多个护理措施。因此在实施前护士应将这些护理措施组织起来，以保证正确有序地执行。如护士到病人床前按顺序做以下工作：评估病人饮食情况（针对“营养失调”），查看皮肤受压部位（针对“有皮肤完整性受损的危险”），协助病人下床行走（针对“活动无耐力”）。

（2）谁去做（who）　确定护理措施是护士自己做，还是与其他医务人员共同完成，需要多少人。一旦护士为病人制订好护理计划，计划可由下列几种人员完成。

1）护士本人　由制订护理计划的护士将计划付诸行动。

2）其他医务人员　包括其他护士、医生和营养师等。

3）病人及其家属　有些护理措施，需要病人及其家属参与或直接完成。

（3）怎么做（how）　实施时将使用哪些技术和技巧，回顾技术操作、仪器操作的过程。如果需要运用沟通交流，则应考虑在沟通中可能遇到的问题，可以使用的沟通技巧及如何应对等。

（4）何时做（when）　根据服务对象的具体情况、健康状态，选择执行护理措施的时间。如有关病人饮食指导的健康教育应安排在家属探视时间。

（5）何地做（where）　确定实施护理措施的场所十分必要，尤其对于涉及病人隐私的操作，更应注意环境的选择。

2. 重新评估　由于服务对象的健康状况不断发生变化，评估应贯穿于护理程序全过程。护士与服务对象的任何接触都有可能收集到与其相关的健康状况的资料，如果这些资料具有临床意义，护理计划就需要重新审视并随之改变。当护士满足服务对象的护理需求后也应修改护理计划，重新评估服务对象。因此在实施前护士必须重新评估。

3. 审阅和修改　新制订的护理计划可以立即执行，或者在执行护理措施之前，应该核实服务对象的健康状况，注意所制订的护理计划是否适合服务对象现阶段的情况与临床情境，护理诊断是否需要改变，预期目标是否合适。如果发现计划与服务对象情况不符合，需要立即修改护理计划。

4. 分析所需知识和技能　随着科学技术的发展，护士常需要使用新的设备和技术，若实施护理措施所需专业知识、认知技能、人际交流技能、操作技能等存在欠缺，应及时补充，必要时查阅资料或请教他人，弥补不足。

5. 预测可能的并发症及预防措施　护士应凭借自己的专业知识和工作经验，充分评估和预测实施过程中可能出现的并发症及存在的危险因素，采取必要预防措施。如肥胖病人术后因疼痛未得到控制，不愿或不能配合护士进行床上翻身，导致发生压疮危险的可能性增加。

6. 组织资源　在实施护理措施前，护士要根据预期目标和护理计划，准备人力资源和环境资源。人力资源包括医护人员、家属及重要影响人。制订措施时必须充分评估他们在知识、技能、时间、经济能力等方面能给病人提供帮助的能力。如帮助脊柱损伤的病人更换体位需要护士协助，给糖尿病病人做饮食指导的健康教育可将其家属纳入。环境的准备也要根据病人的具体情况和预期目标而定。如谈论涉及病人隐私问题，应选择较为私密且不被打扰的时间和地点。

（二）实施过程

实施是护士综合运用专业知识、技能操作、沟通技巧、观察能力、合作能力和应变能力等，有效执行护理措施的过程。包括将所计划护理活动加以组织，任务落实；执行医嘱，保持医疗和护理有机结合；解答服务对象及家属的咨询问题；及时评价实施的效果及护理质量，观察病情，处理突发急症；继续收集资料，及时、准确地完成护理记录，不断补充和修正护理计划；与其他医务人员保持良好关系，做好交班工作。

（三）记录

护理记录是护理实施阶段的重要内容，是护理活动交流的重要形式。完整准确地记录实施过程将有助于其他医护人员及时了解情况，为下一步治疗和护理提供可靠依据。护理记录要求描述具体、客观、简明扼要、重点突出，体现动态性和连续性，可采用文字或填表的形式描述，包括护理活动的内容、时间及病人的反应等。

1. 记录的目的

（1）描述服务对象接受护理照顾期间的全部经过。

（2）便于其他护理人员了解服务对象的情况。

（3）作为护理工作效果与质量检查的评价依据。

（4）为护理研究提供原始资料。

（5）为处理医疗纠纷提供依据。

2. 记录的内容　包括实施护理措施后服务对象及家属的反应，护士观察到的效果，服务对象出现的新的健康问题与病情变化，所采取的治疗和护理措施，服务对象的身心需要和满足情况，各种症状和体征，器官功能的评价，服务对象的心理状态等。

3. 记录格式　常见的记录方式有以下几种。

（1）PIO 格式　P（problem）代表健康问题，I（intervention）代表护理措施，O（outcome）代表结果，指采取护理措施后的效果（表 6－2）。

表 6-2 护理记录单（PIO 格式）

日期	时间	护理记录	签名
2020-08-07	15：00	P：急性疼痛：与腹部手术伤口有关 I：1. 评估疼痛的性质、部位持续时间 2. 观察伤口是否敷料干燥、无渗血 3. 协助病人取半卧位，减轻切口缝合处张力 4. 解释术后伤口疼痛的原因 5. 指导家属使用抚摸和催眠疗法	王红
	21：00	O：病人已入睡，但易醒	张华

（2）SOAPIE 格式　①S（subjective）主观资料：服务对象、家属或相关人员所提供的资料。②O（objective）客观资料：对服务对象进行客观检查获得的资料，包括体格检查如血压；或行为反应，如情感等。③A（analysis）分析：护士对所收集的主观和客观资料进行整理分析后的资料。④P（plan）计划：将要对服务对象实施的治疗和护理措施。如果每天的计划是重复的，则不必在每天的记录表格里书写。⑤I（implementation）干预：实际执行的护理措施。⑥E（evaluation）评价：护理措施实施后，对服务效果以及对象存在问题的评价。

（3）DAR 格式　是对护理实施进行的另一种常用方法，它不同于以"问题"为基础，而是强调"要点"，记录中包括资料（data）、措施（action）和反应（response）。

（4）PIE 格式　是问题、干预、评价系统记录表格，又称评估（assessment）、问题（problem）、干预（interventions）、评价（eevaluation）（APIE）系统记录表格，是一种系统记录护理过程和护理诊断的方法。

上述几种记录方式在美国等国家已被护士广泛采用。目前，我国多采用 PIO 记录方式。记录要求及时、准确、真实、重点突出，可采取文字描述或填表、在相应项目画钩等方式。

五、护理评价

护理评价（nursing evaluation）是护理程序的最后一步，是按照预期目标所规定的时间，将护理后服务对象的健康状况与预期目标进行比较，按评价标准对护士执行护理程序的效果、质量作出评定及修改的过程。护理评价是一种有计划、有目的和持续进行的护理活动，并非要到最后才能评价，评价贯穿于整个护理程序的始终。

（一）评价方式

1. 护士自我评价　在完成服务对象的护理活动后，护士可按照评价标准进行自我检查，内容包括评价护理诊断是否正确；通过实施各种护理措施后，预期目标是否合适，病人的需要是否满足，健康问题是否解决；护理措施执行情况及存在的优缺点等。通过各种记录、同行反应及病人家属的意见，可以帮助护士了解工作不足之处，以便不断改进。

2. 护理查房　是评价护理程序实施效果的最基本、最主要、最常用的护理活动之一。通过护理查房，能及时评价护理程序的实施效果，促进护理工作的改进，从而提高护理质量。

3. 护士长、护理教师的检查评定　组织同行护士或护士长进行评议，内容可以是一组服务对象的全部护理程序或某一阶段某一问题，借以了解护理程序的实施情况，及时发现存在问题和护理缺陷，以教育、指导和修正。主要通过护理会诊、出院护理病历讨论、护理质量评价等方式进行评定。

（二）评价步骤

1. 收集资料　根据评价标准和评价内容，通过直接访谈、检查、评估服务对象、访谈家属及查阅病历等方式收集相关主客观资料。护理评估与护理评价二者收集资料的方法相似，但目的不同，前者是将收集的资料与正常值作比较，以确定护理问题；后者则是将收集的资料与预期目标作比较，确定已知的问题是否改善、恶化或未发生改变。

2. 判断护理效果 评价预期目标是否实现，即评价通过实施护理措施后，原定计划中的预期目标是否已经达到，可通过以下两个步骤进行。

1）列出实施护理措施后服务对象实际行为或反应的变化。

2）将服务对象的反应与预期目标比较，判断预期目标实现的程度有3种：①预期目标完全实现；②预期目标部分实现；③预期目标未实现。

【举例】预期目标为"病人一周后能行走30米"，一周后的评价结果为：

病人已能行走30米——目标完全实现。

病人只能行走5米——目标部分实现。

病人拒绝下床行走或无力行走——目标未实现。

为便于护士之间的合作与交流，护士在对预期目标实现与否作出评价后，应记录结论，包括评价结论（预期目标达到的情况）及支持资料（支持评价结论的服务对象的反应），然后签名并注明评价的时间。

3. 分析原因 对目标部分实现或未实现，应进行分析、探讨导致结果的原因。可以从以下几方面分析：①收集的资料是否真实、准确、全面；②护理诊断是否正确；③制订的护理目标是否合适、具体、切实可行；④护理措施是否有针对性且得到有效落实；⑤服务对象及家属是否积极配合；⑥病情是否已经改变或有新的问题发生；原定计划是否失去了有效性。

4. 修订计划 评价的目的就是及时发现问题，不断地对护理计划进行修订。对护理计划的调整包括以下几种方式。

（1）停止 对已实现的护理目标、已解决的问题，停止原有的护理措施。如糖尿病病人能够完成正确演示胰岛素注射方法的预期目标，护士可停止有关胰岛素注射方法的健康教育。

（2）继续 对目标部分实现的护理问题，诊断正确，护理问题有一定改善，但仍然存在，预期目标与护理措施恰当，计划继续进行。例如病人行阑尾炎手术2日后可在护士协助下行走50米，虽未完全达到病人术后2日可自行下床行走50米的预期目标，但问题正在解决中，可继续实施当前护理计划。

（3）修订 目标部分实现或未实现，对诊断、目标、措施中不适当之处加以修改。例如某卵巢癌病人精神抑郁，不愿接受治疗。护士设定预期目标为1周后病人自述情绪好转。经过1周的心理护理，病人仍拒绝治疗，企图自杀。护士应将目标改为1周后病人表示愿意接受治疗。

（4）取消 原有的潜在问题若未发生，通过进一步收集资料，评估护理对象的护理问题的危险性不存在了，可取消相应诊断、目标、措施等。如腹部手术病人存在有感染的危险，经过2周的护理，病人并未出现任何感染，该护理问题可取消。

（5）增加 对出现的新问题，在收集资料的基础上作出新的诊断和制订新的目标与措施，进行新一轮循环的护理活动直至达到服务对象的最佳健康状态。

护爱生命

林巧稚（1901—1983年），医学家。她在胎儿宫内呼吸、女性盆腔疾病、妇科肿瘤、新生儿溶血症等方面的研究作出了贡献，是中国妇产科学的主要开拓者、奠基人之一。她是北京协和医院第一位中国籍妇产科主任及首届中国科学院唯一的女学部委员（院士），虽然一生没有结婚，却亲自接生了5万多婴儿，被尊称为"万婴之母""生命天使""中国医学圣母"，又与梁毅文被合称为"南梁北林"。

1984年5月，厦门鼓浪屿建造了名为"毓园"的林巧稚纪念馆。1990年10月，邮电部发行以她为题材的纪念邮票，该邮票为《中国现代科学家（第二组）》纪念邮票4枚中的第1枚。描写林巧稚一生感人事迹的电影《大爱如天》为中央电视台十七大献礼片，同时该片也是"中国科学家系列电视电影”的开篇之作。2019 年 9 月 25 日，林巧稚被评选为“最美奋斗者”。

? 想一想

答案解析

病人，女，56 岁，肥胖。因麻醉意外处于深昏迷状态，出现大小便失禁。请据病人病情列出 3 条护理诊断。

目标检测

答案解析

1. 病人，男，76 岁。慢性支气管炎 24 年，主诉发热、咳嗽，咳黄色黏痰 5 天，自觉咳嗽无力，痰液黏稠不易咳出。吸烟 40 年，20支/天，难以戒除。体检：精神萎靡，皮肤干燥，体温 38.7℃，肺部听诊可闻及干、湿啰音。属于主观资料的是

   A. 皮肤干燥　B. 痰液黏稠　C. 体温 38.7℃　D. 无力咳嗽　E. 肺部干、湿啰音

2. 护理工作中，护士观察病人病情的最佳方法是

   A. 多倾听交班护士的汇报
   B. 经常与病人交谈，增加日常接触
   C. 经常与家属交谈，了解病人需要
   D. 多加强医护间的沟通
   E. 经常查看护理记录

3. 在收集病人资料的过程中，下列说法错误的是

   A. 所有资料均来自护士与病人的正式与非正式交谈
   B. 正式交谈前应做好充分的准备，有目的地引导病人交谈
   C. 正式交谈的内容应属于专业范畴
   D. 非正式交谈常在为病人提供护理服务的过程中进行
   E. 非正式交谈有助于护士了解病人的真实感受

4. 病人，女，45 岁。因患子宫肌瘤住院治疗。护士在收集资料时提出若干提问，正确的提问方式是

   A. 您出现过括约肌痉挛的现象吗　B. 您服药后感觉好多了吧
   C. 您怎么还躺在床上　D. 您一天喝 1000ml 还是 1500ml 的水
   E. 您用过青霉素吗

5. 病人，男，65 岁，有高血压病 10 年，2 天前突发昏迷，诊断为脑卒中收入院治疗。经抢救病人恢复神志，生命体征稳定，应该进一步解决的健康问题是

   A. 瘫痪肢体的功能锻炼　B. 生活自理能力缺陷
   C. 防止感染　D. 防止便秘
   E. 调整病人情绪

6. 病人，男，58 岁。冠心病史 6 年，因心绞痛急诊入院。病人情绪紧张，主诉乏力，食欲不振。医嘱：药物治疗，绝对卧床休息。护士评估病人存在的健康问题，需要首先解决的是

   A. 焦虑　B. 生活自理缺陷　C. 疲乏　D. 急性疼痛　E. 便秘

7. 病人，男，35 岁。因失眠、乏力、少语 1 个月，加重 2 周来院就诊，查体：意识清醒、精神疲惫、消瘦、语音低、情绪不稳，口述“不想活了”。诊断为抑郁症。评估该病人时首先要注意的问题是

A. 机体的营养状况
B. 认知与感知状况
C. 有无自伤自杀行为
D. 睡眠与休息状况
E. 注意安慰开导

8. 病人，男，36 岁。肛周肿痛 3 天，肛门左侧皮肤发红伴疼痛，以坐时及排便时明显。2 天前加剧并局部肿胀，无畏寒，发热。查体：胸膝位肛门点处局部肿胀约 2cm×2cm，周围皮肤发红，波动感（+）。目前对该病人生活影响最大的护理问题是

A. 体温过高 B. 急性疼痛 C. 皮肤完整性受损 D. 便秘 E. 个人应对无效

9. 下列关于预期目标的说法不妥的是

A. 一个护理诊断可有多个目标
B. 目标陈述可以是护士或病人的行为
C. 目标陈述中应该有时间限度
D. 目标陈述应简单明了，切实可行
E. 目标应是可被观察和测量的

10. 赵某，腹泻 2 日并伴有阵发性腹痛，频繁呕吐，体检见病人口唇干燥，皮肤弹性差，眼窝凹陷。该病人目前首优的护理诊断是

A. 知识缺乏 B. 疼痛 C. 体液不足 D. 焦虑 E. 有感染的危险

书网融合……

重点回顾　　微课　　习题

第七章　评判性思维与临床护理决策

学习目标

知识目标：

1. 掌握　评判性思维的概念、组成因素；循证护理的概念；临床护理决策的影响因素。

2. 熟悉　评判性思维的特点及在护理中的应用；循证护理的实施程序；临床护理决策的概念、步骤和发展临床护理决策能力的策略；临床路径的特点、实施。

3. 了解　临床护理决策的类型、模式；循证护理的基本要素；临床路径的定义、意义。

技能目标：

能初步运用评判性思维分析护理问题；能运用临床护理决策的知识进行正确决策。

素质目标：

具有科学的思维方式、工作方法和慎独素养。

导学情景

情景描述：病人张某，关节置换手术后，因疼痛难忍，医生给予吗啡镇痛，随后病人疼痛缓解，入睡休息。护士李某巡视病房，发现病人入睡后，出现了呼吸暂停症状，便检查了病人的生命体征，呼唤病人，但病人已不能被叫醒；护士立即检查瞳孔和肢体活动情况，发现其一侧肢体肌力减弱，有偏瘫迹象，于是迅速通知了医生。为病人进行脑部 CT 检查，并请神经内科会诊之后，考虑病人为脑梗死，随后进行了相应的治疗。由于护士发现及时，治疗措施及时，病人脱离了危险，后期康复也很顺利，肢体运动已基本恢复正常。

情景分析：护士在临床实践中需要综合运用所掌握的知识和技能，对复杂的临床现象进行独立的思考、科学的分析、推理和判断，作出正确的临床护理决策，才能有效地帮助服务对象解决护理问题。

讨论：在本案例中，护士李某是如何运用评判性思维的？

学前导语：护士应以科学的思维方式和工作方法开展护理工作。学习评判性思维、临床护理决策及循证护理的相关知识和技巧，能够帮助护士对各种护理问题进行有目的、有意义的判断、反思、推理及决策，有效地解决护理实践中的问题，提高护理服务质量，促进护理专业向科学化的方向发展。

第一节　评判性思维

PPT

在护理实践过程中，护士面临复杂的临床现象，需要运用科学思维独立思考，从多个角度认识、分析问题，作出正确判断，提高护理工作的科学性、合理性及实效性，促进护理专业的科学化发展。

一、评判性思维的概述

评判性思维是在20世纪30年代由德国法兰克福学派创立的一种批判理论。20世纪80年代，美国、英国等国家把学生的评判性思维能力的培养纳入高等教育的培养目标中。与此同时，评判性思维作为一种新的思维方式也被引入护理领域。20世纪末开始，我国护理界逐渐加强对护士评判性思维能力的培养。

评判性思维（critical thinking）也被称作批判性思维，是指个体在复杂情景中，能灵活应用已有知识和经验对问题的解决方法进行选择，在反思的基础上进行分析、推理并作出合理的判断，在面临各种复杂问题及各种选择的时候，能够正确进行取舍的高级思维方法。从护理的角度看，评判性思维是对临床复杂护理问题所进行的有目的、有意义的自我调控性的判断、反思、推理及决策的过程。

二、评判性思维的特点

1. 评判性思维是主动思考的过程　运用评判性思维的人，在护理实践中不会盲从于他人的行为或轻易地接受权威的观点，而是广泛地收集资料，主动运用已有的知识、经验和技能，进行独立、积极的思考，作出分析与判断。

2. 评判性思维是质疑、反思的过程　评判性思维的过程是求异思维的过程。评判性思维通过不断提出问题而产生新观点。在此过程中，评判性思维者始终注意反思自己或他人的思维过程是否合理，客观地判断相关证据，坚持正确的方案，纠正错误的选择。

3. 评判性思维是审慎开放的过程　运用评判性思维思考和解决问题过程中，要求评判性思维者审慎广泛地收集资料，分析寻求问题发生的原因和证据，经过理性思考得出结论。但也必须认识到评判性思维在审慎的同时，要求思维者有高度的开放性，乐于博采众长，愿意听取和交流不同观点，确保其所作的结论正确、合理。护理程序是评判性思维在临床护理实践中的具体应用。

三、评判性思维的构成要素

评判性思维主要由三个因素构成，即智力因素、认知技能因素和情感态度因素。

（一）智力因素

智力因素是指在评判性思维过程中所涉及的专业知识。护理学的专业知识包括医学基础知识、人文知识及护理学知识等。在护理实践中，护士面对护理对象的健康问题时应具备相应的专业知识基础，知识面越广，越能更准确、全面地判断护理对象的健康需要，从而作出合理的临床推理及决策。

（二）认知技能因素

认知技能是护理评判性思维的核心构成要素。护士在临床护理实践时，认知技能能够帮助他们综合运用知识和经验，作出正确判断。美国哲学学会（American Philosophy Association，APA）提出评判性思维由六方面的核心认知技能及相对应的亚技能组成，核心认知技能包括解释、分析、评估、推论、说明和自我调控。

1. 解释　是对推理的结论进行陈述以证明其正确性。在解释过程中，护士可以使用相关的科学论据来表述所作的推论。解释包含分类、解析意义及阐明意义等亚技能。

2. 分析　是鉴别陈述，提出各种不同问题、概念或其他表达形式之间的推论性关系。分析所包含的亚技能有检查不同观点、确认争论的存在及分析争论。

3. 评估　是对相关信息的可信程度进行评定，对推论性关系之间的逻辑强度加以评判。评估中所含的亚技能包括评估主张及评估争议。

4. 推论 是根据相关信息推测可能性发生的情况以得出合理的结论。推论所包含的亚技能有循证、推测可能性、作结论。

5. 说明 指理解和表达数据、事件、规则、程序、判断、信仰或标准的意义及重要性。说明中所包含的亚技能有陈述结论、证实步骤、叙述争议。

6. 自我调控 是有意识地监控自我的认知行为。评判性思维者通过将分析和评估技能应用于自己的推论性判断，以质疑、证实、确认或校正自己的推论或结果，进行及时的自我调整。自我调控中所包含的亚技能有自我检查、自我矫正。

（三）情感态度因素

情感态度因素是指在评判性思维过程中个体应具备的人格特征，包括具有进行评判性思维的心理准备状态、意愿和倾向。在进行评判性思维时，护士应具有以下情感态度特征。

1. 自信负责 自信是指个人相信自己能够完成某项任务或达到某一目标，包括正确认识自己运用知识和经验的能力，相信个人能够分析判断及正确解决护理对象的问题，或是有责任为护理对象提供符合护理专业实践标准的护理服务，对护理服务进行决策，并承担由此产生的各种护理责任。自信有利于护患之间进行有效的沟通，增进护患之间的信任，促进预期护理目标的实现。护士在为病人提供护理服务时要本着对病人负责的态度，避免盲目自信。要求护士要正视自身认知和能力的有限性，并通过自主学习、相互交流不断提高。在护理措施无效时，也能本着负责的态度承认某项措施的无效性。

2. 诚实公正 是指运用评判性思维质疑和验证他人知识、观点时，也要用同样严格的检验标准来质疑、验证自己的知识、观点，进行客观评估和判断。在对问题进行讨论时，护士应听取不同方面的意见，在拒绝或接受新观点前要努力全面理解新观点。当与病人的观点有冲突时，护士应重新审视自己的观点，确定如何才能达到对双方都有益的结果。

3. 好奇执着 好奇可以激发护士对护理对象的情况进一步询问和调查，以获得护理决策所需要的信息。护士在进行评判性思维时应具有好奇心，愿意进行调查研究，对护理对象的情况作深入了解。由于护理实践问题的复杂性，护士常需对其进行执着的思索和研究。这种执着的态度倾向使评判性思维者能够坚持努力，在情况不明或结果未知以及遇到挫折时，也会尽可能地探究问题，尝试不同的护理方法，并努力寻求其他更多的资源，直到成功解决问题。

4. 谦虚谨慎 评判性思维者认识到在护理实践中会产生新的证据，愿意承认自身知识和技能的局限性，希望收集更多信息，根据新知识、新信息谨慎思考自己的结论。

5. 独立思考 评判性思维要求个体能够独立思考，当存在不同意见时，护士应该注意独立思考，在全面考虑护理对象情况、阅读相关文献、与同事讨论并分享观点的基础上作出判断。评判性思维者在作出合理决策的过程中，也应该具有创造性。特定护理对象的问题常需要独特的解决方法，护士使用创造性思维的方法考虑护理对象的具体情况，能有效调动护理对象生活环境中的各种因素，促进他们健康相关问题的解决。

练一练7-1

在护理措施无效时，护士能本着负责的态度承认措施的无效性，是情感态度特征中的

A. 诚实公正　　B. 自信负责
C. 谦虚谨慎　　D. 好奇执着
E. 独立思考

答案解析

四、评判性思维在护理中的应用

（一）在护理教学中的应用

培养学生的评判性思维是目前世界各国重要的教育研究课题，是护理专业人才培养目标的重要方面。评判性思维在护理教学中的应用主要体现在创造有利于护理评判性思维培养的教学环境。教师在教授专科内容时，不仅要注重传授思考策略，即将评判性思维融入常规课程中，也要鼓励学生积极参与、思考、质疑、争论，敢于提出自己的见解。教师在发挥自身主导作用的同时，充分发挥学生的主体作用，给学生充分的选择权和自主权。积极创造平等、民主的师生关系，促进独特、良好思维习惯的养成。

（二）在临床护理实践中的应用

护士在临床实践中通过应用评判性思维进行有效的临床护理决策，进而为护理对象提供高质量的护理服务。评判性思维有助于护士在护理程序的各个环节中作出更加科学、有效的决策。在临床实践中，评判性思维可以是对一个特定的护理对象或临床情境进行思考、推理后作出的判断，也可以是多种渠道获得护理对象信息后提出的护理措施，还可以是围绕某个问题开展的讨论。护士评判性思考临床情境时，首先要明确思维的目的，促使护士的思考指向同一目标。另外，护士除了学习护理专业知识，还必须学习生物科学、社会科学以及人文科学知识，以构建坚实的护理理论知识和技能基础。同时多向有经验的同事、护理教育者等请教，多参考专业文献资料、医院的政策和规范等，必要时求助于学术机构。面对复杂的临床工作情境，护士只有具备足够的知识储备，包括专业知识及相关领域的知识，才能评判地分析各种资料的意义，进而作出相应的临床决策。

（三）在护理管理中的应用

正确的决策是有效管理的保障，也是护理管理者的重要职责之一。护理管理者在决策过程中通过应用评判性思维，能够有效地对传统的管理方法和思想进行质疑，对人、物各种复杂现象进行正确分析、判断，作出恰当决策。

（四）在护理科研中的应用

护理科研本身就是对护理现象进行探索和研究的过程，需要对各种方法、观点、现象、常规等进行思考、质疑、推理、论证。科研者根据新的、充分的证据得出新观点、新方法、新模式。成功的护理科研必将是科研者在有效运用评判性思维的基础上进行的质疑、假设、推理和求证。

看一看

评判性思维能力的测量

常用的护理评判性思维能力测量工具包括：加利福尼亚评判性思维技能测验，怀森及格拉斯的评判性思维评价量，加利福尼亚评判性思维特质问卷，恩尼斯及威尔的评判性思维短文测试，康奈尔评判性思维测试以及香港理工大学彭美慈等修订的评判性思维能力测量表（CTDI－CV）等。其中，CTDI－CV量表包括7个维度：寻求真相、开放思想、分析能力、系统化能力、评判性思维的自信心、求知欲和认知成熟度，共70个条目。各条目从“非常赞同”到“非常不赞同”分为6级，负性条目赋分为1～6分，正性条目反向赋分。总分为70～420分，其中＜210分表明有负性评判性思维能力；210～280分表明评判性思维能力中等；281～350分表明有正性评判性思维能力；＞350分表明评判性思维能力强。每个维度有10个条目，分值10～60分。每个维度得分10～30分表明没有相应的评判性思维能力；31～40分表明评判性思维能力中等；41～60分表明相应维度的评判性思维能力强。

PPT

第二节　临床护理决策 微课

临床护理决策是护理临床实践的重要组成部分，护士对临床实践问题的正确决策是病人康复的重要保证。在临床实践中，评判性思维是决策的思维基础，而决策是评判性思维的最终目的之一。掌握临床护理决策的方法和步骤，有助于护士对病人的健康问题作出正确的决策和评价。

一、临床护理决策的概述

（一）临床护理决策的概念

决策（decision - making）是对不确定的问题，通过定量分析方法，从众多备选方案中选出最优方案的过程。临床护理决策（clinical nursing decision - making）是指在临床护理实践过程中，护士结合理论知识和实践技能，对面临的现象或问题，从所拟定的若干个可供选择的方案中作出决断并付诸实施的过程。临床护理决策过程要求护士进行周密的推理，以便根据病人情况和首优问题选择最佳方案。临床护理决策的根本目的在于护士在任何时候作出的临床决策都能促进或保持病人的健康，满足服务病人的需要。这种专业决策可以针对病人个体，也可以针对病人群体。

（二）临床护理决策的类型

1. 确定型临床护理决策　是指在事件的结局已经完全确定的情况下，护士所作出的临床护理决策。在此种情况下，护士只需分析各种方案的最终得失，作出选择。

2. 风险型临床护理决策　是指在事件的结局尚不能确定，但其概率可以估计的情况下护士所作出的临床护理决策。风险型临床护理决策有三个基本条件：①存在两种以上的结局；②可以估计自然状态下事件的概率；③可以计算不同结局的收益和损失。

3. 不确定型临床护理决策　是指在事件发生的结局不能肯定，相关事件的概率也不确定的情况下护士所作出的临床护理决策。此类型的决策主要依赖于决策者的临床经验和主观判断。

（三）临床护理决策的模式

决策模式与一定的医学模式相适应，医学模式的转变也带来了决策模式的转变。根据护士与病人在临床护理决策中的角色定位不同，将临床护理决策分为以下三种模式。

1. 服务对象决策模式　是指由护士提供各种方案的优点和风险等相关信息，病人根据自己的理解和经验独立作出选择。

2. 护士决策模式　是指以护士为主导，护士独立或与其他医务人员一起考虑方案的利益与风险而替病人作出选择，告知病人的信息量由护士决定。在此模式中，病人不参与决策。该模式的前提是护士应清楚哪种方案对病人最合适。

3. 共同决策模式　是指护士向病人提供各种信息，病人根据自己的情况，由护患双方讨论，并结合实际情况（如社会、医院、家庭等因素）作出最优的选择。在此模式下，护士与病人都是决策者，双方保持协作关系，护士与病人之间始终保持互动、双向信息交流的关系，护士需客观地向病人解释情况，病人也需具备一定的文化知识。

练一练7-2

临床护理决策首先提倡

A. 病人决策模式　　B. 护理人员决策模式

C. 护理专家决策模式　　D. 共同决策模式

E. 医生决策模式

答案解析

二、临床护理决策的步骤

护理人员在临床护理决策过程中，为达到最佳决策的目的，应根据临床护理决策的步骤，分析病人的具体情况，预测护理临床问题的发展趋势，充分收集信息，缜密进行逻辑推理，以作出满意的决策。

（一）明确问题

明确问题是合理决策、正确解决问题的前提。在进行临床护理决策时，护理人员应密切观察病情，充分和病人沟通，广泛收集信息，从而明确病人所面临的问题。护理人员在确定病人问题时，需考虑到问题发生的时间、地点、发生情况、处理方法及方法依据等。

确定问题的过程中，护士要对病人的问题进行评判性分析，将问题置于具体临床情境中，以鉴别主要的信息和观点存在的合理性和正确性，并明确病人的核心问题，可能存在的潜在假设，支持问题证据的有效性。护士在确定病人问题时，可以采用归纳推理或演绎推理等逻辑思维方法。归纳是指从一系列的事实或科学观察中概括出一般规律；演绎法则是从一般引出个别，护士可应用一般性的变化或问题，对病人的具体情况进行分类，引出病人的具体问题。

（二）陈述目标

在临床护理决策时，一旦问题确定，就应陈述所要达到的目标。护理人员不仅要明确目标，而且要考虑达到目标的具体评价标准，并根据临床情境对目标的重要性进行排序，建立优先等级，首先注重最重要的目标以获得主要的结果。

（三）选择方案

护理人员进行临床护理决策，选择最佳方案前，应充分收集信息及相关证据，寻找各种可能的解决方案并对这些方案进行正确地、科学合理地评估。

1. 寻找备选方案　护理人员根据决策目标，运用评判性思维寻求所有可能的方案作为备选方案。在临床护理过程中，这些备选方案可来自护理干预或病人护理策略等。

2. 评估备选方案　护理人员客观分析备选方案，与病人讨论，共同选择、评价各种方案。

3. 选择方案　护理人员对各种方案评估后，采用一定的方法选择最佳方案。

（四）实施方案

在方案实施阶段，护理人员应根据解决问题的最佳方案制订详细的计划来执行该决策，以预防、减少或克服实施方案过程中遇到的问题。

（五）评价反馈

实施方案后，护理人员对所运用的策略进行评价，对策略的结果进行检验，确定其效果及预期目标达成度。若临床护理决策的对象是群体时，护士需要注意确定每个个体的问题，比较不同个体的情况，确定对群体最紧要的问题，预测解决首优问题需要的时间；确定如何在同一时间解决更多问题，并考虑使该群体成为决策者参与到临床护理决策中。

三、临床护理决策的影响因素

护理临床实践的复杂性和特殊性会增加临床护理决策的难度。临床护理决策的影响因素主要有个体因素、环境因素和情境因素。

（一）个体因素

护理人员在临床护理决策中，需要运用感知和评价进行决策。护士的价值观、知识、经验及个性特征决定了他们在临床护理决策中感知和思维方式不同，因此可能对病人的问题作出不同的临床决策。

1. 价值观 决策过程是基于价值观的判断。在临床护理决策中，护理人员收集处理信息、判断信息都会受到其自身价值观和信念的影响，护理人员注意避免根据自己的喜好和风险倾向进行决策。

2. 知识及经验 在临床护理决策时，护理人员自身的知识和经验会影响其评判性思维和决策能力。护理人员应具备医学基础知识、人文科学知识及护理学知识。临床护理决策还受到护理人员所受的教育和先前决策经验的影响。个体决策经验丰富有助于提出备选方案。但同时也要认识到护士的经验可以帮助他们进行有效的临床护理决策，若既往经验与当前情况存在差异，而护士却仍然坚持按照自己经验处理问题时，则会阻碍护理临床的正确决策。护理人员需根据自己的知识和经验，分析具体情况，正确作出决策。

3. 个性特征 护理人员的个性特点，如自信、独立、公正可影响临床护理决策过程。自信独立的护士能够运用正确的方法作出决策；但若过于自信，听不进他人意见，也会对临床护理决策产生不利影响。

（二）环境因素

护士在临床护理决策过程中会受到周围环境的影响。这些环境因素可分为物理环境因素和社会环境因素。物理环境因素包括气候、病房设置等；社会环境因素包括机构政策、人际关系、可利用资源、护理专业规范等。

（三）情境因素

1. 与护理人员有关的情境因素 护士在决策过程中自身的状态，对相关信息的掌握程度会影响临床护理决策。适当的应激及由此而产生的心理反应会促使个体积极准备，作出恰当的护理决策。但过度的焦虑、紧张会降低个人的思维能力并影响决策。护士需要对所处情境的信息深度了解，在临床护理决策中，不受他人影响而自主决策。

2. 与决策本身有关的因素 临床护理决策过程涉及病人的症状、体征、行为反应、护理干预及周围的环境特征等因素。各种资料和信息之间还可能相互干扰，这些因素的数量、不确定性、相关变化增加了决策的难度。护理决策的复杂程度越高，决策的难度越大。

3. 决策时间的限制 护理工作的性质决定护士必须尽快进行决策，决策时间的限制也会影响护理人员作出正确的决策。若时间限制过紧，易使护士在匆忙之中作出不满意的决策。

四、发展临床护理决策能力的策略

在复杂的护理环境中，对病人作出合理的临床护理决策是护士的主要职责之一。在此过程中，除需应用护理程序外，还要积极培养护士的评判性思维能力，提高他们应用循证护理能力及掌握临床护理决策的相关技巧和方法。

1. 提高循证护理能力 循证护理是建立在对某一专题的系统综述基础上，由专题小组协作完成，系统、全面地对相关研究进行客观评价及鉴定，较以科研为基础的护理系统性更强。此外，循证护理针对护理实践的整个过程，注重连续性、动态性及终末质量评价，具有较强的实用性。循证思想使临床护理决策能够依据科学研究的结果，而不是护士个人经验，因此能极大提高临床护理决策的有效性。循证护理是临床护理决策最常用的方法之一。

2. 遵守相关政策和法规　与护理工作相关的政策和法规能够为护理人员在法律规定的范围内进行临床护理决策提供依据。

3. 熟练运用护理程序　在临床护理决策过程中，提高护士运用护理程序的能力和技巧，如评估时，注意形成系统的评估方法，提高评估效率。对相关问题不清楚时，不要盲目行动，应注意积累相关知识，了解健康问题的具体情况再作决策。

4. 熟练运用护理操作技术　熟练运用护理操作技术，如心电监护仪、除颤仪、呼吸机等，有利于正确实施护理措施。

5. 注意运用其他资源　在日常的学习和工作中，护士还应注意向他人学习，如医生、专家、同事等，不断提高自己的临床护理决策能力。

6. 注重人文素质的培养　临床护理决策不是纯粹的专业技术工作，它蕴含着医学固有的终极关怀精神，体现着医护人员对病人的重视、关爱、负责和服务。因此，在护理教育中应该重点培养护生的人文关怀精神，使护生能够在临床护理决策的过程中弘扬人道主义精神，以高度负责、精益求精的职业态度，提高临床护理决策水平，为病人提供最好的护理服务，回应社会对护理专业的期望。

第三节　循证护理

PPT

循证护理是在循证实践影响下产生的一种指导临床护理实践的观念和工作方法，循证的观念和方法帮助护理人员用科学的方法寻求信息、分析信息、利用信息，以解决临床实践中的实际问题。循证护理对促进护理决策的科学性，保证护理实践的安全性，提高护理措施的有效性，节约卫生资源具有重要的临床意义。

一、循证护理的概述

（一）概念

循证护理（evidence - based nuroing，EBN）又称实证护理或以证据为基础的护理，是循证医学（evidence - based medicine，EBM）在护理专业中的应用。它是随着循证医学的发展而产生的一种护理观念，是护理人员在计划护理活动过程中，审慎、明确、明智地将科研结论与其临床经验以及病人愿望相结合，获取证据，作出最佳的临床护理决策。循证护理注重终末评价和质量管理，能有效地提高护理质量，节约卫生资源。在循证护理实践过程中应着重考虑的是：①所有可获得的来自研究的最佳证据；②护理人员的专业判断；③病人的需求；④应用证据的情境。

护爱生命

2004年，中国大陆第一个循证护理中心“复旦大学 Joanna Briggs 循证护理合作中心”在复旦大学护理学院挂牌，复旦大学护理学院院长胡雁任中心主任。该中心是 Joanna Briggs 合作组织在全球的第20个合作中心，创先探索“循证护理实践”在中国的发展。

在胡雁教授的带领下，该中心通过严格、统一的程序产生最佳护理实证，为广大护理人员的实践与决策提供最佳依据，以研究指导实践。如胡雁带领循证护理团队通过半年的项目实施找到了重症病人眼睛护理的最佳流程。一直以来，胡雁教授所带领的循证护理团队致力于开展证据临床转化项目，不仅让护理的每一个环节都有科学证据可循，也让更多的护士成为照护流程的优化者、新知识新技术的探索者和研究者。至今该团队已构建十余项基于证据的临床实践指南，完成150多项证据的临床转化项目，极大地推动了我国循证护理的发展。

（二）基本要素

循证护理具有以下三个基本要素。

1. 护士的临床经验和专业技能 护士是实施循证护理的主体，他们能否敏锐地觉察到临床问题，能否将文献中的证据与临床实际问题实事求是地结合在一起，取决于他们是否具有丰富的临床经验、敏锐审慎的思维能力和熟练的专业技能。

2. 最佳最新的研究证据 经过严格筛选和界定的最新的和最佳的证据即为循证护理的证据。最新的和最佳的证据，必须用临床研究的方法学、临床流行病学的基本理论、人文社会科学的研究方法、行为科学领域的研究设计及有关研究质量评价的标准等多元化因素去收集、整理和筛选，分析出最有科学性、价值性、可行性、有效性及经济性的证据并进行严格评定和鉴别。只有经过认真地分析、评定和鉴别，获得的最新的、最佳的研究证据才是循证护理可以采纳的证据。

3. 护理对象的实际情况、价值观和愿望 护理对象的实际情况、价值观和愿望是实施循证护理的核心内容。每个病人的实际情况、价值观和愿望各不相同，需求多种多样，护士应运用循证思维的方法分析病人的独特需求，寻求满足其需求的最佳方式，必要时可以打破常规。

这三个要素必须有机地结合起来，树立以研究指导实践、以研究带动实践的观念，护理学科才能进步。同时，专业护理人员的经验积累也是护理实践不可缺少的财富。整体护理的中心理念就是以病人为中心，从病人的实际情况出发，这也是循证护理的基本出发点，如果只注重统一化的所谓最佳行为，就会忽视个体化的护理。

二、循证护理的实施步骤

（一）明确问题

包括实践问题和理论问题。实践问题是指由护理实践提出的对护理方式的质疑，以一个可以回答的问题形式提出来，例如“保持伤口干燥促进创伤愈合还是保持伤口湿润有利于愈合”。理论问题是指与实践有关的前瞻性的理论发展，例如，一名股骨颈骨折伴下肢深静脉血栓病人，护士需为该病人提供的健康教育内容是什么？通常实践和理论这两方面的问题，难以截然区分。

（二）寻求证据

根据临床问题，确定检索关键词，检索相关文献，尤其要检索针对这个临床问题的系统综述和实践指南。实践指南是以系统综述为依据，经专家讨论后由专业学会制定，具有权威性及实践指导意义。检索出相关的、现有的最好研究证据。

（三）筛检与评鉴证据

检索到的原始文献是进行系统评价的基础，每一篇文献对系统评价的贡献是不同的，但敏感性分析和定量分析时应给予文献不同的权重值，确定一篇文献权重值的大小，要用临床流行病学和循证医学中评价文献质量的原则和方法进行严格的评鉴。这是循证护理的关键环节。严格评鉴主要包括对研究的内在真实性和外在真实性评价。在文献评价的过程中，更强调对内在真实性的评估。高质量的研究会使结果更接近真实。

（四）传播证据

通过各种途径和媒介，例如开展培训、组织讲座、发表论文、散发材料、利用网络等形式将所获得的证据推荐给临床实践机构和专业人员。为临床护理实践提供实证，倡导循证护理的开展。

（五）应用证据

将最佳证据应用于临床实践，并与临床专业知识和经验、病人相结合，根据临床情境，作出最佳的临床决策。设计合适的观察方法并在小范围内实施试图改变的实践模式，如临床研究、特殊人群的试验性调查、模式改变后的影响和稳定性的调查、护理新产品的评估、成本效益分析、病人或工作人员问卷调查等。

（六）评价证据

在应用证据的同时，注意观察其临床效果，必要时开展进一步研究。循证护理是一个动态发展过程，须在实施后评价证据应用后的效果。效果评价的反馈有助于护理研究质量的提高，使循证护理更丰富、更确切。循证护理并不单指利用系统评价后的护理文献就可作为制定护理措施的依据，还应利用医院现有的各种诊断、监护、治疗、仪器的客观指标作为制定护理计划的依据，并依据临床客观指标对护理效果进行评价。

看一看

证据分级

循证护理中研究者通常将研究证据按其科学性和可靠程度分为以下五级。

Ⅰ级：强有力的证据，来自于设计严谨的随机对照试验（random control test，RCT）的系统评价，科研设计严密，并有流行病学资料，可推荐给所有医院。

Ⅱ级：有力的证据，来自于适当样本量的合理设计的RCT。

Ⅲ级：来源于一些设计良好但非随机的研究，或某组前后对照试验。

Ⅳ级：来源于多中心或研究小组设计的非试验性研究。

Ⅴ级：专家个人意见、个例报告。

练一练7-3

循证护理的第三步是

A. 评价证据　　B. 明确问题

C. 寻找证据　　D. 使用证据

E. 评价应用证据后的效果

答案解析

第四节　临床路径

PPT

在21世纪新的医疗形势下，医疗市场竞争日趋激烈。少花钱、治好病，是每个病人关心的问题，而“降低平均住院日、控制医疗费用、规范诊疗行为、提高医疗服务质量”是医院生存发展的唯一选择。为了适应这种改变，医院纷纷推出控制成本的措施，临床路径（clinical pathway，CP）就是其中一种最受关注的方法。临床路径作为一种先进的现代化医疗管理模式，它的实施将给医院可持续发展带来机遇和挑战。

一、临床路径的概述

（一）概念

临床路径是病人在住院期间的护理模式，是针对特定的病人群体，以时间为横轴，以入院指导、接诊时诊断、检查、用药、治疗、护理、饮食指导、活动、教育、出院计划等理想护理手段为纵轴，制成一个日程计划表，对护理目标进行详细的描述说明与记录，从而进行有计划、有预见性地护理工作。护患双方相互促进，形成主动护理与主动参与相结合的护理工作模式。

（二）意义

临床路径的最大特点是以病人为中心，其重要意义在于以下几个方面。

1. 加强学科、医护和部门之间的交流 由于临床路径要整合相关检查、诊断、治疗和护理，形成多方位、团队式诊疗方案，因此，可促进不同科室间相互合作，提高工作效率。

2. 保证医疗护理活动的精细化、标准化、程序化 临床路径可减少治疗护理过程中的随意性，提供整体性、前瞻性、可塑性和持续性的医疗护理，减少不同医护人员之间的差异，提高病人的满意度。

3. 加强治疗和护理的风险控制 临床路径可用来监控临床治疗及护理过程，及时发现问题、解决问题，减少医疗护理延误。

4. 提高医院资源的管理和利用 临床路径的实施，缩短了病人住院周期，提高了医疗资源的有效利用率，控制医疗费用的过快增长，可减少医疗浪费，降低医疗成本，增加经营效益。

5. 促进护理质量提高 临床路径是由临床路径小组根据某种疾病、诊断和治疗经过制订的一种护理流程，从病人入院到出院都按照此流程进行，不断简化护理程序，促进护理质量提高。

6. 缩短住院周期，降低费用，减轻病人负担 医疗费用是大部分病人关注的问题，临床路径的实施可缩短其住院天数，降低病人的医疗费用，为病人减负。

7. 为无相关经验护理人员提供教育机会 临床路径可用以训练新的医护人员，使之在短期内掌握诊疗护理规范。

8. 改善对病人的健康教育 临床路径可以提高病人及家属参与治疗过程的主动性，提高健康教育效果及服务满意度。

二、临床路径的组成要素

（一）对象

临床路径的对象可以多种角度选择，可以是某种诊断相关分类为一组的疾病，也可以是某个单一病种或某种手术，还可以是病人的主诉（如高热）或某种操作（如肠镜检查）等。

（二）制订

临床路径的制订是综合多学科医学知识的过程，这些学科包括临床、护理、药剂、检验、麻醉、营养、康复、心理以及医院管理，甚至有时包括法律、伦理等。

（三）设计

临床路径的设计通常依据住院的时间流程，结合治疗过程中的效果，规定检查治疗的项目、顺序和时限。

（四）结果

临床路径的结果是建立一套标准化诊疗护理模式，最终起到规范医疗行为、减少变异、降低成本和提高护理质量的作用。

三、临床路径的实施程序

（一）准备阶段

1. 加强培训学习 在临床路径实施前应进行医院管理者和相关医护人员的动员与培训，学习临床路径的概念、特点、意义和实施方法，让所有参与者充分理解临床路径的实质和要求。

2. 组建路径小组 成立发展临床路径的多学科、多专业团队，组建临床路径小组，明确人员职责分工，统一共识。

3. 筛选合适病种 在广泛收集信息的基础上，根据医院的实力和水平、医护人员专业能力和特长、兄弟医院开展的结果和经验、病例分布情况等因素筛选适合临床路径的病种。一般选择单一病种、多发病、常见病、诊疗差异小的疾病或症状，应用于标准化临床路径的模式，而病情复杂、个体化差异大、干扰因素不可控的疾病通常不作为临床路径的考虑病种。

（二）制订阶段

在广泛收集资料、科学整理后，采用专家制定、数据分析、查询证据等方法，相关医护人员共同讨论、凝练出临床路径内容，按照时间顺序列出诊疗流程，以图表或表格形式呈现，作为临床路径的标准和规范。

（三）实施阶段

在临床路径实施前要做好医护人员的培训工作，严格按步骤执行并据实记录。实施中组织机构和监督部门执行监控工作，保证临床路径按计划落实。在实施过程中要注意变异情况的发生，客观全面分析，查明原因，及时修正和调整。

（四）评价阶段

评价阶段是指对已用于临床的路径进行定期的检验、分析、查证和总结，其目的是为了了解临床路径的实施过程和结果，为发现不足、持续改进提供参考依据。通过护理质量、工作效率、成本支出以及病人满意度等多方面进行效果评价，及时改进原有路径，保证临床路径方案的不断完善。

四、临床路径的变异管理

临床路径具有综合性、时效性、多专业合作性以及结果可测量等特点，但在其实施过程中不可避免地会出现偏离临床路径的情况，即发生变异。

（一）变异的概念

变异是指实施临床路径的过程中，病人的状况、结果或护理行为出现偏离标准临床路径的情况，或在沿着标准临床路径接受医疗护理的过程中出现偏差的现象，使假设的标准临床路径与实际过程出现了偏离的状态。

（二）变异的分类

实施临床路径时有时会产生变异，即任何不同于临床路径的偏差。变异有正负之分，负变异是指计划好的活动没有进行（或结果没有产生），或推迟完成，如延迟出院、CT 检查延迟；正变异是指计划好的活动或结果提前进行或完成，如提前出院、CT 检查提前等。

按照造成变异的原因，可以将变异分为三种类型。

1. 与医院系统有关的变异 变异是因为医院系统的各个部门之间沟通、协调障碍，或者仪器设备的不足、突发设备故障等问题产生的。例如，影像科室因为突发设备故障未能及时为病人出具检验结果，影响病情的诊断和护理，从而产生变异。

2. 与护理人员相关的变异 变异的发生一般与护理人员的工作态度、技术水平、护患沟通技巧有关。例如，护理人员发生给药差错，甚至造成医疗事故，导致病人偏离标准临床路径；或护患沟通技巧欠缺，导致病人依从性减弱，使路径超出原定的时间。

3. 与病人本人相关的变异 变异的发生因素包括病人的文化背景、经济状况、心理状态、病情的严重程度、角色适应等，例如，病人由于知识缺乏、经济困难或家庭突发变故，要求退出路径管理提前出院，导致病人偏离标准临床路径；或病情在接受临床路径的管理过程中出现新的病变、并发症等，导致偏离临床路径产生的变异。

（三）变异的管理

1. 记录分析变异

（1）收集、记录变异 在临床路径变异记录单上记录与病人有关的变异，其他变异记录在科室的变异记录本上。

（2）分析变异 确定是不是变异，引起变异的原因，同一变异的发生率是多少，是否应该修改临床路径等。

2. 处理变异 在临床实践过程中，护理人员应针对变异的来源、类别、性质和变异过程，采取最有效的方法处理变异。同时，医务人员在实施临床路径过程中应树立正确的变异观，运用护理程序的方法解决问题，将负性变异转变为正性变异。不论何种变异，临床路径团队成员都应认真分析，协同寻找解决的方法，只有这样，变异才不仅有利于疾病的康复，而且对于临床路径的修订也将具有重要的积极意义。

（1）针对医院系统造成的变异，应加强相关部门的协调、配合，改进医院设备，优化就医条件。同时，医院应该重视临床路径信息化管理，按路径定义的诊疗流程对临床路径病人的选择、重点医嘱和关键指标进行有效管理。

（2）针对护理人员本身造成的变异，应认真分析变异发生的理由，不合理的应给予纠正，避免再次发生；合理的变异，则可以作为修改路径的参考。护理人员在制订护理计划时不允许擅自偏离路径内容。如果需要偏离计划，必须经过护理责任组长的同意并签名确认。护理责任组长负责每天对医疗护理计划进行检查，发生变异时要分析原因并判断，并在变异记录单上签名。

（3）针对病人本人所造成的变异，应分析不同文化背景、消费水平的人群对医疗服务的需求差异，进行有针对性的调整。针对疾病转归造成的变异，如果发生频率较高，应作为修改路径内容的依据。当发生严重偏离临床路径的变异，如出现严重的并发症，不能继续按照临床路径计划完成治疗护理时，经主治医师同意后，退出路径管理，并在变异记录单中详细记录和说明。

护理人员必须按照职责规定，对变异进行详细的解释和记录，变异记录单中的内容将作为分析临床路径实施效果的重要参考依据。

? 想一想

如何理解评判性思维、临床护理决策、循证护理和临床路径四个概念之间的关系？

答案解析

答案解析

目标检测

1. 下面哪项是评判性思维的核心目的

A. 诊断推理　B. 质疑反思　C. 鉴别诊断　D. 临床决策　E. 演绎推理

2. 护士评判性思维核心认知技能不包括

A. 解释　B. 分析　C. 猜测　D. 评估　E 推论

3. 根据相关信息推测所得出的结论是

A. 推论　B. 分析　C. 解释　D. 说明　E. 自我调控

4. 对推理的结论进行陈述以证明其正确性指的是

A. 分析　B. 解释　C. 推论　D. 说明　E. 自我调控

5. 循证护理的基本要素不包括

A. 最佳证据　B. 评判性思维能力

C. 护士临床经验　D. 病人实际情况和愿望

E. 护士临床技能

6. 关于循证护理不正确的是

A. 收集相关证据很重要　B. 首先明确需要解决的问题

C. 应该选择及使用其中最有效的证据　D. 核心思想是接受现有的专业知识

E. 循证护理由六个步骤组成

7. 临床护理路径管理实施意义中说法错误的一项是

A. 规范医疗服务　B. 保证医疗安全

C. 控制医疗成本　D. 获得最佳服务

E. 规避医疗风险

8. 临床护理路径病种选择的原则是

A. 病情的复杂　B. 个体差异大

C. 诊疗差异小　D. 诊疗处置多

E. 病人配合好

9. 张护士为了节约医疗成本，采取了标准化的工作流程，鼓励病人参与临床护理路径的过程，提高自护能力，在选择临床护理路径的对象时首选

A. 54 岁，胃溃疡合并脑出血　B. 85 岁，单纯胃溃疡

C. 39 岁，胃溃疡合并肾炎　D. 56 岁，胃溃疡合并高血压

E. 33 岁，单纯阑尾炎

10. 某三甲医院护理部主任在对临床护理路径管理培训时强调：临床护理路径作为一种新的质量、效益、医疗管理模式，它的实施给医院的可持续发展带来机遇和挑战。下列有关临床护理路径的发展叙述错误的是

A. 临床护理路径将实现多学科的全面合作

B. 临床护理路径的实施将推动流程、优化管理

C. 临床护理路径是持续质量改进的有效环节

D. 临床护理路径的实施进一步规范护理行为

E. 临床护理路径适用于所有病人

11. 护士小李从事护理工作10年，逐渐认识到在临床护理路径实施过程中，由于病人的个体差异和治疗结果的不确定性，变异的发生是正常的。当变异发生时，小李首先要做的是

A. 记录变异　B. 变异编码　C. 思考原因　D. 处理变异　E. 修正路径

12. 某医院收入了两位患胃癌的病人，其中一个为单纯胃癌病人，可如期手术；另一位合并糖尿病，需要调整血糖正常后才能手术。后者发生的变异是

A. 与医院系统相关的变异　B. 与医务人员相关的变异

C. 与病人疾病相关的变异　D. 与病人需求相关的变异

E. 出院计划因素相关变异

13. 某病人38岁，因中度溃疡性结肠炎被列为临床护理路径的实施对象，在实施临床护理路径的过程中其儿子意外受伤，病情危重，病人坚决要求退出路径管理，针对此变异造成的原因，解决的办法为

A. 加强相关部门的协调、配合　B. 分析变异发生的理由，避免再次发生

C. 改进医院设备，优化就医条件　D. 经主治医生同意后，退出路径管理

E. 分析需求差异，进行有针对性的调整

书网融合……

重点回顾　微课　习题

第八章　护理安全与职业防护

学习目标

知识目标：

1. **掌握**　护理职业安全防范措施。
2. **熟悉**　护理职业安全风险的种类。
3. **了解**　护理安全、护理职业安全、护理职业暴露、护理职业防护的概念。

技能目标：

能有效预防常见职业暴露的发生；能正确处理常见职业暴露。

素质目标：

具备慎独素养和职业安全意识。

导学情景

情景描述：护士小李，一天她上夜班分管一位晚期艾滋病病人。当她发现这位病人的静脉输液管里有回血，液体不滴的时候，为了避免病人重新静脉穿刺，她需要立即疏通输液管。由于病人的输液管是肝素帽与针头连接，她用装有0.9%氯化钠溶液的带针注射器疏通，在针头穿进肝素帽准备抽出回血时，病人突然抽回手臂，使得针头脱出并刺伤小李的左手。小李迅速从伤口挤出血液，用水冲洗并消毒，并立刻将此事上报，同时取血做血液检查。全部血液检查都是阴性，她开始预防性治疗及定期血液检测。发生暴露后6周、12周、半年的血液检测均为阴性，但8个月后她开始感到疲乏，淋巴结肿大并发热。检验结果证实，这次针刺伤使小李感染了丙型肝炎和艾滋病。

情景分析：护理人员由于医院工作环境和服务对象的特殊性，每天都暴露于各种各样的危险因素中。因此，护理人员必须学习并掌握护理安全与职业防护的知识，才能在工作中保障服务对象和自身的安全。

讨论：护理人员职业暴露的风险有哪些？发生职业暴露之后该如何处理？

学前导语：医院是治病救人的重要场所，护士是保障人民群众生命安全的重要群体，如何做好职业防护、保障医疗安全、降低职业风险，至关重要。

安全是人的基本需要之一。护理人员由于医院工作环境和服务对象的特殊性，每天都暴露于各种各样的危险因素中。因此，在采取各种措施保障病人安全的同时，也要保护护士自身的身心健康，已成为每一位护士及医疗护理管理部门必须面对的问题。随着现代医学的迅速发展和对医院感染的深入认识，关爱生命健康，保障病人安全，保护自身职业安全，是每个医护人员义不容辞和刻不容缓的责任。

第一节　护理安全防范

PPT

一、概述

（一）基本概念

1. 安全　是指不受威胁，没有危险、危害和损失。它是指人、物、环境不受到威胁和破坏的一种良好状态。

2. 护理安全 是指运用技术、教育和管理等对策，采取有效地预防措施，防范护理实践过程中，护理对象发生法律法规允许范围以外的心理、机体结构或功能上的损害、障碍、缺陷或死亡。

3. 护理职业安全 是指在护理行业中，为护理对象提供服务时，既要避免护理对象发生身心损害，也要保护护理人员自身免受有害因素的影响和伤害。

（二）护理安全的意义

1. 保障病人的安全 护理安全是临床护理的核心目标，是衡量护理质量的重要指标之一。护理差错和不良事件会给病人的生理和心理带来不同程度的损伤，甚至威胁生命，还会增加病人及其家庭的经济负担。护理安全措施的落实，将有力保障病人安全，提高护理质量。

2. 减轻护士的职业压力 护理不安全事件的发生会让护理人员产生巨大的压力，包括来自病人及其家属、同事、领导和社会舆论等方面，事件本身也会对护理人员构成莫大的压力，甚至造成“职业倦怠”。

3. 创建和谐的护患关系及医疗环境 提高护理质量，保障护理安全，有利于树立护理人员的良好形象，也有助于构建和谐的护患关系，避免因为护理失误而与病人及其家属发生矛盾和争执，甚至诉诸法律。同时有利于创造和谐的医疗环境，树立医护人员良好的公众形象。

4. 避免有限的社会卫生资源耗费 护理不安全因素引发的后果，不仅使医院的形象受到破坏，还会增加医疗费用的支出及物资消耗，使医院成本上升。

二、护理安全的影响因素

1. 护理人员因素 临床护理工作量大、护理人员数量不足，导致护士高强度、超负荷工作成为护理安全的重要隐患；护理人员自身法律意识、职业道德、专业知识、业务技术水平高低也是病人安全的重要影响因素；各种新技术的引进，对护理人员提出了更高的要求，加大了护理工作中的技术风险。

2. 管理因素 管理者思想麻痹、管理不力、要求不严是导致护理安全事件的重要因素之一。如制度不健全，流程不合理，监控不严格，对护理工作环节中的安全隐患缺乏预见性，未及时主动采取措施或措施不力，护理人员严重不足，配置不合理，或分工不恰当等。

3. 物质因素 护理物品数量不足、质量不好，仪器设备陈旧、性能不良、不配套，药品数量品种不够、质量差等都会阻碍护理人员技术水平的正常发挥，也是影响护理安全的重要因素之一。

4. 环境因素

（1）设施及布局 医院基础设施、病区物品配备及布局不合理也会引起护理安全事件。例如，地面湿滑、缺乏相应警示标志导致跌伤，床旁无床栏或功能损坏引起坠床，热水瓶或杯子放置不当造成烫伤等。

（2）环境污染 常见于消毒隔离不严导致的院内感染。不同病种病人所携带的微生物不同，病人抵抗力差，容易遭受感染而威胁健康。另外，昆虫伤害也较为常见，如蚊子、苍蝇、老鼠等。昆虫叮咬给病人带来不适，影响休息，有些甚至会导致过敏，传播疾病。

（3）危险品管理 医院危险品管理和使用不当，也是潜在的安全隐患。常见的危险品包括氧气、二氧化碳、化疗药物、消毒剂、射线等。

（4）病区治安 病区治安问题，如火灾、盗窃、各种犯罪活动等，也是重要的影响因素。

（5）病人的社会支持系统 病人的家庭经济状况，家人、单位和社会的关心程度，都会影响病人的情绪，从而进一步影响病人安全。

5. 病人因素 护理是一项需要护患合作共同参与的活动，护理安全需要病人和整个医疗团队的共同努力。病人的就医动机和行为将会对疾病的发展及转归造成重要的影响。例如，病人对护理工作不配合、采取不健康的生活方式、精神情绪不稳定等都会加大护理风险。病人若为婴幼儿、老年人、瘫痪者，将会因为其感知功能较差而引发护理安全问题。

护爱生命

王克荣，1963 年 7 月出生，中共党员，现任首都医科大学附属北京地坛医院红丝带之家办公室主任、护士长，北京红丝带之家副会长、中国性病艾滋病防治协会副秘书长、北京性病艾滋病防治协会常务理事。荣获“中国好人榜”“第 44 届南丁格尔奖章”“全国先进工作者”“全国三八红旗手”等奖项和称号。

与“艾”同行。王克荣是中国第一位荣获“贝利·马丁奖”的护士，并多次受到党和国家领导人接见。她从事传染病护理工作 35 年，护理过 27 种传染病患者 5 万多人。她总结出了一套适合中国国情的艾滋病门诊护理模式，受到世卫组织及我国疾控专家的认可推广；她的足迹遍及中国 25 省和自治区，培训艾滋病基层护理人员万余人，防艾宣讲 80 余场，受众近 20000 人。王克荣说“爱是可以传递的。我们是医护人员，有责任让艾滋病患者感受到爱。”

三、护理安全防范原则

1. 开展护理风险教育　护理职业安全风险关键在于防护，护理人员首先要培养安全意识，才能提高健康防护意识，减少职业损伤。一方面护理院校开设护理职业安全防护的课程，培养护生的安全防护意识和方法。另一方面，加强对临床护理人员的防护培训，改变不安全的行为。培训内容包括：常见的经血液传播疾病、标准预防的措施、手卫生、防护用具的使用、锐器的处理、医疗垃圾的处理、血液暴露的处理等，应用多种方法宣传职业安全与防护的重要性。

2. 增强法制观念　护理人员不仅要掌握护理专业知识，还要学习相关的法律法规，增强法律意识和法制观念。在工作中严格遵守相关的法律法规，规范护理行为，明确护患双方的权利和义务，使双方的行为都有法律的保障和约束，降低职业风险。

3. 提升专业技术水平和职业道德素养　护理人员技术水平和职业道德修养是影响护理安全的基本因素，尤其是大量新知识、新理论的出现，新技术、新设备的引进，给护理人员提出了更高的要求。因此，必须加强思想教育、理论学习和技术培训，提高护理人员的职业道德素养和业务水平，保障护理安全。

4. 健全护理安全管理机制　安全管理制度的建立健全和有效落实是防范护理安全事件发生的重要措施，使护理安全工作制度化、标准化、规范化。坚持预防为主的原则，加强对容易出现差错的人、时间、地点、环节、部门的管理。

5. 合理配置资源　合理配备护理人力资源，改善护士工作强度，防止超负荷工作而引发护理安全事件，威胁病人安全。努力构建轻松愉快的工作环境，缓解护理人员的心理压力。同时要合理配置物质资源，更新或配置医院相关设施和物品设备，杜绝安全隐患。

PPT

第二节　护理职业防护

微课

护理人员作为医务人员的重要组成部分，在其工作环境中可能遭受各种各样的职业伤害，存在诸多风险。分析这类风险，采取有效措施防范，对保护护理人员的身心健康，保障护理人员的职业安全，起到非常重要的作用。

一、概述

（一）基本概念

1. 护理职业暴露 是指护理人员在特定的环境中，在为护理对象提供护理服务过程中，经常暴露于生物、化学、物理及社会心理因素等危险性环境中，从而有可能损害健康或危及生命的危险。

2. 护理职业防护 是指在护理工作中采取多种有效措施，保护护理人员免受职业损伤因素的侵袭，或将其所受伤害降到最低程度的策略。

3. 普及性预防 是指针对经血液传播疾病所制订的对医护人员的防护措施，是假定所有人的血液都有潜在的传染性，处理血液、体液时要采取防护措施如戴手套、护目镜、防护面罩等。

4. 标准预防 是针对医院所有病人和医务人员采取的一组预防感染措施。根据预期可能的暴露选用手套、隔离衣、口罩、护目镜或防护面罩，以及安全注射等。包括手卫生、穿戴合适的防护用品、处理病人环境中污染的物品与医疗器械。标准预防基于病人的血液、体液、分泌物（不包括汗液）、非完整皮肤和黏膜，均可能含有感染性因子的原则，在接触上述物质、黏膜与非完整皮肤时，必须采取相应的隔离措施。其基本特点：①强调双向预防，防止疾病从病人传至医护人员，防止疾病从医护人员传至病人；②防止血源性或非血源性疾病的传播；③根据疾病的主要传播途径，采取隔离措施。

（二）护理职业防护的意义

1. 提高护士职业生命质量 通过加强护士的职业安全教育，增加护士的自我防护知识，提高护士的自我防护意识，可有效减少职业暴露的发生。管理者应加强规范化管理，积极改善工作条件，合理配置人员，从而规避职业风险，保障职业安全，维护护士健康，提高适应能力。

2. 营造和谐的工作氛围 良好、安全的护理执业环境，可以增加其职业安全感。同时，和谐的工作氛围可以缓解护士的心理压力，增加护士对工作的满意度和职业认同感，焕发工作热情，提高其职业适应能力。

二、职业损伤的危险因素

（一）生物性因素

生物性因素主要是指医务人员在从事诊断、治疗、护理及检验等工作过程中，意外沾染、吸入或食入的病原微生物或含有病原微生物的污染物。细菌和病毒是护理工作环境中最常见的生物性因素。常见的致病菌有金黄色葡萄球菌、肺炎球菌、大肠埃希菌等，经呼吸道、消化道、皮肤等途径感染护士；常见的病毒有肝炎病毒、柯萨奇病毒、艾滋病病毒等，多经呼吸道和血液传播。

（二）化学性因素

化学性因素是指医务人员在从事规范的诊断、治疗、护理及检验等工作过程中，通过多种途径接触到的化学物质。

1. 化疗药物 化疗药物配制及操作过程中会出现药物的逸出，形成含有毒性微粒的气溶胶或气雾，通过皮肤、呼吸道、消化道被动吸收，可引起白细胞减少，影响血小板和红细胞，孕前和孕期接触化疗药物易延缓胚胎及胎儿的生长发育，增加自然流产、先天畸形的危险性，还可导致男性生殖能力降低、致癌等毒性作用。

2. 消毒灭菌剂 护理工作中容易接触的消毒灭菌剂主要有甲醛、戊二醛、环氧乙烷、臭氧、过氧乙酸、含氯消毒剂、碘、乳酸等。护理人员长期反复接触容易损伤组织器官，引起皮肤过敏、灼伤、鼻炎、咽炎等病症，还可导致人体正常菌群失调以及微生物产生抗药性和细菌变异。

3. 医用气体 常用的医用气体主要有氧气、压缩空气、氮气、一氧化氮、二氧化碳等。气体在储存、运送或使用过程中，操作不当，易引起爆炸事故。另外，手术室护士暴露于麻醉废气的环境中，可产生身心健康损害，短时吸入可引起头痛、注意力不集中等，长期吸入可产生心理行为改变、慢性遗传学影响。吸入性麻醉废气长期暴露可引起流产、畸胎、生殖力降低，也使听力、记忆力、理解力、操作能力受到影响。

（三）物理性因素

常见的物理性因素有锐器伤、放射性损伤、温度性损伤及负重伤等。

1. 锐器伤 是医院内常见的职业性损伤之一，护理人员是医院中锐器伤发生率最高的职业群体。污染锐器的伤害是导致血源性传播疾病的重要途径，目前多项研究证实，在20多种可通过针刺伤接种传播的病原体中，最常见、最危险的是乙肝病毒（HBV）、丙肝病毒（HCV）和艾滋病病毒（HIV）。

2. 放射性损伤 在护理工作中，护士常接触到紫外线、激光射线等放射性物质，如防护不当，可导致不同的皮肤、眼睛受损、免疫功能障碍等。

3. 温度性损伤 常见的温度性损伤有热水袋、热水瓶等所致的烫伤；乙醇等易燃易爆物品引起的烧伤；使用频谱仪、红外线烤灯等引起的灼伤。

4. 负重运动损伤 护理人员因工作特点，经常需要移动或举高一些重物，容易诱发颈、肩、腰背部职业性肌肉骨骼疾患，其中最常见的是职业性腰背痛。另外，手术室护士长期站立还易引发下肢水肿、静脉曲张等损伤。

5. 噪声 医疗仪器的报警声、铃声等噪声，可导致血管收缩、血压升高、心率加快，甚至诱发心律失常。同时，噪声还会给医护人员造成心理压力，并使操作者精神涣散、注意力不集中等。

（四）心理社会因素

护理工作量大，环境差，病人要求高，工资及福利待遇偏低，人际关系复杂，这些都会导致护理人员产生心理压力，对生理和心理健康造成不同程度的影响。主要表现为头痛、乏力、心慌、焦虑、沮丧、厌倦、饮食过度或厌食、吸烟、饮酒等。

三、常见护理职业损伤的防护

（一）生物性损伤的职业防护

1. 手卫生 护士在接触病人前、无菌操作前、接触病人后、接触病人体液后、接触病人周围环境后，五个关键时刻均应进行手卫生。

2. 避免直接接触血液或体液 护士在进行护理操作时，必须选择性采取防护措施，包括使用手套、口罩、护目镜及隔离衣等。

3. 安全处理锐利器具 严格按照操作规程处理针头、手术刀及安瓿等锐器。

4. 医疗废物及排泄物处理 固体废弃物放入医疗垃圾袋内，密封后贴上特殊标记，由专人收集、转运至医疗垃圾暂存点，并由专业医疗废物公司处理；排泄物和分泌物等污物倒入专用密闭容器内，经消毒后处理。

（二）锐器伤的职业防护

1. 锐器伤的预防 锐器伤是指锋利的医疗器械给医务人员造成的一种职业性损伤。护士是医务人员中最易接触血液、体液的人群，且多为危险性接触，刺伤后存在发生经血液、体液传播疾病的危险性。锐器伤的防护包括以下几点。

（1）做好个人防护 实施静脉穿刺、采集血液样本、处理伤口时应戴好手套。当发生针刺伤时，手套可阻止针扎入的深度，也可减少进入皮肤内的血量，从而降低感染的危险。

（2）为不合作的病人做治疗、护理时，应有助手协助，防止造成意外伤害。

（3）提高护理器材的安全性能　如使用真空采血器、无针头静脉通路装置等可降低针刺伤的危险。

（4）规范进行各项护理操作，避免危险动作　禁止用手直接传递锐器，不可将已使用的针头从针栓上分离，不可回套针帽。使用后的锐器应及时并直接放入耐穿刺、防渗漏的锐器盒内，锐器盒不可装得太满。

（5）建立锐器损伤报告管理制度　护理人员一旦发生损伤，立即报告有关部门，医院评估情况，建立监控系统，使受伤护士得到恰当的治疗和追踪观察。

看一看

艾滋病病毒暴露分级

艾滋病病毒职业暴露分为三级。一级暴露：暴露源沾染了有损伤的皮肤或者黏膜，暴露量小，暴露时间较短。二级暴露：暴露源沾染了有损伤的皮肤或者黏膜，暴露量大且暴露时间较长；或为暴露源刺伤或者割伤皮肤，但损伤程度较轻，为表皮擦伤或者针刺伤。三级暴露：暴露源刺伤或者割伤皮肤，损伤程度较重，深部伤口或割伤物有明显可见的血液。

2. 锐器伤的紧急处理

（1）立即处理伤口　戴手套者迅速按常规脱去手套，由近心端向远心端轻轻挤压，尽可能挤出损伤处的血液，再用肥皂水和流动水进行冲洗，然后用0.5%碘伏或安尔碘消毒，并包扎伤口；暴露的黏膜，反复用0.9%氯化钠溶液冲洗干净。

（2）及时上报　应及时上报医院感染管理部门并填写锐器伤登记表，医院有关部门评估锐器伤感染的风险，采取相应的预防措施。

（3）血清学检测与处理　立即抽血做相关病毒血清学检查，确定是否存在感染，必要时注射疫苗和免疫球蛋白，并随访观察。①乙肝职业暴露后：受伤护士若乙肝表面抗体阳性且以前接种过乙肝疫苗，可进行复查，不做特殊处理；若乙肝表面抗体阴性，或未接种过乙肝疫苗，在伤后24小时内、第1个月、第6个月注射乙肝疫苗，注射第一针乙肝疫苗的同时注射乙肝免疫球蛋白，第3、6、12个月随访监测。②丙肝职业暴露后：若受伤护士丙肝表面抗体阴性，在受伤当天、第3周、第3个月、第6个月随访监测。③艾滋病职业暴露：若受伤护士HIV抗体阴性，立即在4小时内，最迟不超过24小时预防性用药，即使超过24小时，也应实施预防性用药，且在受伤当天、第4周、第8周、第12周及第6个月进行HIV抗体检测，医学观察1年。

练一练

医务人员发生锐器伤后不正确的处理方式是

A. 使劲挤压伤口，尽量多挤出血液

B. 用肥皂液或流动水清洗皮肤，0.9%氯化钠溶液冲洗黏膜，禁止伤口局部按压

C. 用0.5%碘伏消毒，包扎伤口

D. 黏膜暴露后可用0.9%氯化钠溶液冲洗黏膜，直至冲洗干净

E. 及时上报医院感染管理部门

答案解析

（三）化疗药物损伤的职业防护

化疗防护应遵循两个基本原则：减少直接接触化疗药物，减少化疗药物直接污染环境。

1. 预防措施

（1）制定严格的防护规定，提供安全的防护用品和设备　设置化疗药物配置中心或配药间。配备一次性口罩、帽子、隔离衣、防护衣裤、护目镜、聚氯乙烯手套、一次性治疗巾等防护用品。必须由专门训练的护理人员进行化疗药物的配制，定期对配制人员进行体检，并定期更换人员。如出现化疗药物的毒副作用症状及体征，应立即调离。避免孕期、哺乳期护理人员接触化疗药物。

（2）严格遵守化疗药物安全操作规程　护理人员配药前洗手、穿隔离衣裤、戴防护口罩、戴双层手套。操作台面覆盖一次性防护垫，减少药物污染。配药前准备好所需用物，减少人员走动。安瓿在打开前轻弹颈部和顶部，使药物落下，掰安瓿时用无菌纱布包绕安瓿颈，防止玻璃脆片飞溅，割破手套。开粉剂安瓿时，注意避免气雾产生，溶解药物应将溶媒沿安瓿壁慢慢地加入，避免药物粉末的散出。静脉滴注时应采用密闭式输液法，需在茂非滴管处加药时，须用无菌棉球围在滴管处，速度勿过快，防止溢出。

（3）正确处理废弃物　配制化疗药物的一次性注射器、输液器、废安瓿及空瓶等要放置在有特殊标记的密封的防漏、防刺破的容器中，专人转运至医疗垃圾暂存点，并由专业医疗废物公司处理。

（4）接触化疗药物污染的分泌物时做好防护　处理病人的尿液、粪便、呕吐物等分泌物时应戴手套、口罩，必要时用一次性围裙。化验相关标本时，在瓶上做标记，以便化验之后及时处理。

2. 化疗药物暴露后的处理　护士在护理操作过程中，眼睛或皮肤接触了化学药物或防护用品被污染，可采用下列处理措施。

（1）迅速脱去被污染的隔离衣或手套。

（2）眼睛受污染时，迅速用清水或等渗盐水清洗，时间不少于 10 分钟，并请眼科医生进一步处理。

（3）污染皮肤时，立即用肥皂水和清水冲洗污染部位。

（4）记录接触情况，必要时就医治疗。

（四）负重运动损伤的职业防护

负重运动损伤是指护士在进行搬运病人、移动重物或为病人翻身、整理床单位等日常护理活动中，由于用力不当、负荷过重等原因，导致的肌肉、骨骼、关节的损伤。

1. 配备必要的机械设备　如推车、翻身床等，减轻护理工作量。

2. 正确运用人体力学原理指导工作　搬运重物时，两脚分开扩大支撑面，物品能拉不要推，能推不要提。尽量全身转动，避免用躯干转动等。

3. 加强锻炼，提高身体素质　锻炼可提高机体免疫力、肌肉的柔韧性，增加关节活动度，促进下肢血液循环，防止发生负重伤。如健美操、太极拳、游泳、慢跑等。

4. 养成良好的生活习惯　提倡卧硬板床休息，并注意床垫的厚度要适宜；从事家务劳动时，注意避免长时间弯腰活动或尽量减少弯腰次数；减少持重物的时间及重量；科学合理饮食等。

（五）压力性职业损伤的防护

1. 概念

（1）护士职业压力　是指护士从事的护理活动及与其生存状况相关的事件或环境等因素引起的一种精神状态及相应的行为表现。

（2）压力性职业损伤　是指个体处于持续的工作压力环境之中所导致的身体、情绪与心理状态衰竭的综合反应。

2. 预防措施

（1）采用人性化的管理　赋予护理人员一定的自主决策权，尊重其需要。改善工作条件，创造个性化工作环境。主动关爱与沟通，帮助护理人员及时宣泄负性情绪。实施职业规划，建立职业发展目标，增加对职业的认同感，体现护理的职业价值。

（2）增加护理人力资源配备　增加病区的护理人员配备，避免超负荷工作，延长夜班值班的周期，降低工作的繁重程度和工作压力。

（3）加强社会支持　通过正面的宣传教育，使全社会都能认识到护理工作的艰辛，使他们理解护士、尊重护士，为护理人员营造轻松和谐的工作环境。与病人有效沟通，减少由于误解造成冲突的可能性。建立有效的合作团队，改善内部人际关系，增加相互支持。

（4）组织心理健康相关知识的培训　医院定期组织护理人员参加心理健康相关知识的培训，讲解护理心理压力的来源、表现、不良影响、应对方式等。设立心理咨询室，建立心理支持系统，提供心理支持，早期发现和治疗心理问题。

（5）学会自我调节和管理　学习心理知识，合理运用缓解心理压力的技巧和方法，如参加体育锻炼、参加户外活动、运用放松技巧等。加强健康行为，减少压力对心理和身体健康的冲击。充实自身的专业知识和技能，培养个人自信，学会自我肯定。调整心态，以乐观、积极的心态面对工作和生活。

看一看

下肢静脉曲张的预防

下肢静脉曲张是常见的周围血管疾病之一，多发生于体力劳动强度大、长期站立或久坐少动人群中，护理人员因职业特点需长期站立和行走，双下肢持续负重，其患下肢静脉曲张的概率较其他人群高。下肢静脉曲张的预防主要有以下措施：避免长时间保持同一姿势，经常变换体位、姿势或进行适当轻微活动，以促进下肢血液循环；站立时，可双下肢轮换支撑身体重量，并可适当做踮脚活动，促进小腿肌肉收缩，减少静脉血液淤积；工作间歇尽量抬高下肢，并进行下肢按摩，促进静脉血液回流；穿弹力袜或捆绑弹力绷带，可促进下肢血液回流，减轻或消除肢体沉重感和疲劳感。

目标检测

答案解析

1. 导致护理职业暴露最直接的原因是

A. 病人家属的不理解　　B. 病人对治疗的不配合

C. 护理培训的不到位　　D. 技术水平的不专业

E. 直接接触感染病人

2. 造成护士职业损伤的化学性因素是

A. 氧气　B. 手术刀　C. 药物　D. 烤灯　E. 保温箱

3. 导致血液性传播疾病的常见因素有

A. 扭伤　B. 锐器伤　C. 灼伤　D. 撞伤　E. 烧伤

4. 下列传染病所造成的职业损伤中危害性最大的是

A. 甲型肝炎　B. 肺结核　C. 流感　D. 疟疾　E. 艾滋病

5. 护士徐某在肿瘤科工作，配制化疗药物掰开安瓿时常使用纱布垫，其目的是

A. 使附着的药液降至瓶底　　B. 防止药液飞溅

C. 更符合消毒原则　　D. 使药液充分溶解

E. 防止瓶内压力过大

6. 护士袁某在给病人余某抽血后，不慎被血污染的针头刺破手指，紧急采取了下列措施，其中不正确的是

A. 立即按压出血处止血
B. 用肥皂水彻底清洗伤口
C. 用流动水冲洗伤口
D. 用 2% 碘酊、75% 乙醇消毒伤口
E. 填写锐器伤登记表

书网融合……

重点回顾　　微课　　习题

第九章　护理与法律

学习目标

知识目标：

1. 掌握　医疗违法行为及法律责任；护理工作中法律纠纷的防范。
2. 熟悉　护士与护生的法律责任；护理工作中潜在的法律问题。
3. 了解　护理立法的意义；医疗卫生法的基本原则。

技能目标：

能理解护士执业中的法律责任。

素质目标：

热爱护理专业，具有法律意识。

导学情景

情景描述：护士李某，在治疗中，误将2床病人的青霉素注射液注射给了3床病人，当她发现后，马上对3床病人进行严密观察，发现其并没有发生青霉素过敏反应。李某原本想把此事隐瞒下去，但反复考虑后还是上报给护士长，同时做了自我检查。

情景分析：护士在临床护理工作中，必须具备相关的法律法规知识，正确处理护理工作中遇到的法律问题，确保护理安全。

讨论：该护士的行为是否属于医疗护理差错？护士应该怎么做，才能避免类似事情的发生？

学前导语：护士应规范自身行为，提高护理质量，保障医疗安全，防止法律纠纷的发生，降低职业风险。

随着我国法制的健全、完善及人们维权意识的增强，护理工作中的法律问题已引起护理学术界和每位护理人员的高度重视。护理人员不仅要掌握专业知识和技能，还应学习与护理工作有关的法律、法规，自觉用法律手段规范、调整各种护理活动和行为，进一步提高护理服务质量，减少法律问题及纠纷，维护病人及护理工作者的权利，促进护理专业的发展。

PPT

第一节　概　述

法律是由国家立法机关制定的行为规范准则，依靠国家强制力调整各种社会关系，其严肃性、公正性及强制性是其他规范手段都无法取代的。在社会生活中，个人或团体的行为必须与国家的法律、法规相一致，否则将受到法律的制裁。为确保护理行为合法化、规范化，避免医疗纠纷的发生，护士必须学法、懂法。

一、医疗卫生法规

（一）医疗卫生法的概念

医疗卫生法是由国家制定或认可，并由国家强制力保证实施的关于卫生方面法律法规的总和，是我国法律体系的重要组成部分。医疗卫生法通过规定人们在医疗卫生和医疗实践中的各种权利和义务，调整医疗法律关系和医疗卫生秩序，它反映了医疗卫生领域内人与人、人与自然之间的关系。

（二）医疗卫生法的基本原则

医疗卫生法的基本原则是指贯穿于各种医疗卫生法律、法规之中，对调整保护人民健康而发生的各种社会关系具有普遍指导意义的准则。

1. 卫生保护的原则　是指人人享有获得卫生保护的权利。如《职业病防治法》是为了预防、控制、消除职业病的危害，保护劳动者生命健康权而制定的。

2. 预防为主的原则　是指医疗卫生工作要坚持预防为主的方针，正确处理防病与治病的关系。无病防病，有病治病，防治结合，是预防为主原则总的要求。它有以下几个基本含义：①任何卫生工作都必须立足于防；②强调预防，并不是轻视医疗；③预防和医疗都是保护人体健康的方法和手段。

3. 公平的原则　是指每个公民都有依法享有改善卫生条件、平等获得基本医疗和保健的权利。公平原则的基本要求是合理配置可使用的卫生资源。

4. 保护健康的原则　本质上是协调个人利益与社会健康利益的关系，它是世界各国卫生法公认的目标。如从事医疗、护理的专业人员，在从业前应依法取得执业证书，否则不得从事医疗、护理工作。

5. 病人自主的原则　是指病人自己行使卫生法规所赋予的病人权利。目前，我国现行的卫生法律、法规已经从不同角度对病人的权利作出了明确、具体的规定，如医疗权、知情权、同意权、选择权、参与权、隐私权、申诉权、赔偿请求权等。

（三）医疗卫生法的特点

1. 以保护公民的健康权利为宗旨　医疗卫生法的主要作用是维护公民的身体健康，体现在保证公民享有国家规定的健康权和治疗权及惩治侵犯公民健康权利的违法行为。

2. 技术规范与法律相结合　从法律上规定了防治疾病、保护健康的原则，最大限度地保障了就医人员的权益。如对那些没有按照医疗卫生技术规范操作并造成严重后果的医护人员应给予严惩。

3. 调节手段多样化　从可能侵害人体健康的多方面、多层次立法，并吸收、利用了其他部门的法律，增加了调节手段，如刑事制裁、民事制裁、行政制裁等。

（四）医疗违法行为及法律责任

1. 医疗违法行为　是指个人、组织所实施的违反医疗卫生法律、法规的行为。根据违法性质及法律责任承担方式的不同，可分为医疗卫生行政违法行为、医疗卫生民事违法行为和医疗卫生刑事违法行为。

2. 医疗违法法律责任　是指违法行为的个人和单位必须承担相应的行政责任、民事责任及刑事责任。

（1）行政责任　是指个人、组织实施违反医疗卫生法律法规的一般违法行为而承担的法律后果，分为行政处罚和行政处分。①医疗卫生行政机关对违反卫生法律、法规、规章应受到制裁的违法行为，予以警告、罚款、没收违法所得、责令停产停业、吊销许可证等为行政处罚。②医疗卫生行政机关对违反法律、法规的下属工作人员实施的纪律惩罚，包括警告、记过、记大过、降级、开除等为行政处分。

（2）民事责任　是指根据民法及医疗卫生专门法律规范的规定，个人或组织对实施侵害他人人身、财产权的民事不法行为应承担的法律后果。民事责任主要是弥补受害方当事人的损失，以财产责任为主。

（3）刑事责任　是指行为人实施了犯罪行为，严重侵犯医疗卫生管理秩序及公民的人身健康权而依刑法应承担的法律后果。刑法规定：医务人员由于严重不负责任，造成就诊人员死亡或严重损害就诊人员健康的，处3年以下有期徒刑或拘留役。

（五）医疗护理差错与医疗事故

1. 医疗护理差错 是指在诊疗护理过程中，医护人员因责任心不强、工作疏忽、不严格执行规章制度、违反医疗卫生管理法律、行政法规、部门规章和诊疗护理规范、常规，致使工作中出现过失，但经过及时纠正未给病人造成严重后果，未构成医疗事故。根据所造成的后果不同，医疗护理差错分为严重差错和一般差错。严重差错是指医护人员的诊疗护理过失行为已给病人的身心健康造成了一定的损害，延长了治疗时间，增加了病人的经济负担；一般差错是指尚未对病人的身心健康造成损害，或造成了病人轻度身心痛苦但无任何不良后果。

2. 医疗事故 是指医疗机构及其医务人员在医疗活动中，违反医疗卫生管理法律、行政法规、部门规章和诊疗护理规范、常规造成病人人身损害的事故。为了正确处理医疗事故及规范医务人员的医疗和护理行为，我国相继颁布了以下法律法规：《医疗事故处理条例》《医疗事故技术鉴定暂行办法》《医疗事故分级标准（试行）》《护士条例》《医疗机构病历管理规定》《医院投诉管理办法（试行）》和《病历书写基本规范》（2016）。《医疗事故处理条例》规定，根据对病人人身造成的损害程度，将医疗事故分为四级。

（1）一级医疗事故　造成病人死亡、重度残疾的。

（2）二级医疗事故　造成病人中度残疾、器官组织损伤导致严重功能障碍的。

（3）三级医疗事故　造成病人轻度残疾、器官组织损伤导致一般功能障碍的。

（4）四级医疗事故　造成病人明显人身损害的其他后果的。

3. 医疗意外 是指在诊疗护理工作中，由于无法抗拒的原因，导致病人出现难以预料和防范的不良后果的情况。医疗意外包括两种情况：①在医疗活动中，由于病人病情异常或者体质特殊而发生医疗意外；②在现有医学科学技术条件下，发生无法预料或者不能防范的不良后果。

二、护理立法

护理法是由国家规定或认可的关于护理人员的资格、权利、责任和行为规范的法律法规，是以法律的形式对护理人员在教育培训和服务实践方面所涉及的问题予以限制。护理法中确立了护理的概念、独立性、教育制度、教学内容、教师的资格、护士的执业、考试及注册、行政处分原则等。护理法的各项内容具有法律的效力，对护理工作有约束、监督和指导的作用。每位护理人员都必须在护理法所规定的范围内发挥作用。

（一）护理立法简史

护理立法始于20世纪初，各国为了消除当时护理工作的混乱现象，保证医疗护理质量，保证护理向专业化方向发展，先后颁布了适合本国政治、经济、文化特点的护理法。

1903年，美国的北卡罗莱、纽约、新泽西、维吉尼率先颁布了《护士执业法》。1919年，英国颁布了护理法。随后，荷兰、意大利、美国、加拿大、波兰、日本等国也相继颁布了护理法或护士法。1947年，国际护士委员会出版了一系列有关护理立法的专著。1953年，世界卫生组织发表了第一份有关护理立法的研究报告。1968年，国际护士委员会特别成立了一个专家委员会，制定了护理立法史上划时代的文件——《系统制定护理法规的参考指导大纲》，为各国制定护理法必须涉及的内容提供了权威性的指导。

1982年，卫生部发布了《医院工作制度》和《医院工作人员职责》，规定了护理工作制度和各级各类护士的职责。1988年，卫生部制定了《医务人员医德规范及实施办法》。为了加强护士管理，提高护理质量、保障医疗和护理安全，保护护士的合法权益，1993年3月26日，卫生部颁发了《中华人民共和国护士管理办法》（以下简称《护士管理办法》），自1994年1月1日起实施。《护士管理办法》主要确立了护士执业资格考试和护士执业许可制度。2008年1月31日，中华人民共和国国务院令第517号又公布了《护士条例》，自2008年5月12日起施行。2002年2月20日，国务院通过了《医疗事故处理条例》，自2002年9月1日起实施。2002年7月31日，卫生部颁发了《医疗事故技术鉴定暂行办法》《医疗事故分级标准（试行）》。2004年8月28日，第十届全国人民代表大会常务委员会第十一次会议修订的《中华人民共和国传染病防治法》，2004年12月1日起施行。

（二）护理立法的意义

1. 促进护理管理法制化　通过护理立法制定出一系列制度、标准、规范，将护理管理纳入规范化、标准化、现代化、法制化的轨道，使一切护理活动及行为均以法律为准绳，做到有法可依、违法必究，可有效保证护理工作的安全性和护理质量的提高。

2. 促进护理学科发展　护理立法可有效促进护理专业向专业化、科学化方向发展，为护理专业人才的培养和护理活动的开展制定法制化的规范和标准。

3. 维护护士的权益　护理立法使护理人员的地位、作用和职责范围有明确的法律依据，当他们在从事护理工作，履行自己的法定职责时能够受到法律保护，增强了护士的安全感。

4. 维护服务对象的正当权益　护理法规定了护士的义务和责任，护士不得以任何借口拒绝护理或抢救病人。对不合格或违反护理准则的行为，服务对象有权依据法律条款追究当事人的法律责任，从而最大限度地保护了服务对象的合法权益。

（三）护理立法的基本原则

1. 宪法是护理立法的最高原则　宪法是国家的根本大法，护理法的制定必须在国家宪法的总则下进行，不能与国家已经颁布的其他任何法律、法规有抵触。

2. 显示法律特征的原则　护理法与其他法律一样，应具有强制性、稳定性和公正性的特征。制定的条款必须准确、精辟、科学而又通俗易懂。

3. 符合本国护理专业实际情况　护理法的制定既要借鉴和吸收发达国家护理立法的经验，又要从本国的文化背景、政治制度、经济水平出发，兼顾全国不同地区不同发展水平的护理教育和护理服务实际，确立切实可行的条款。

4. 反映科学的现代护理观　护理学已发展成为一门独立的学科，形成了一套较为完整的理论体系。护理法应能反映护理工作的专业性、技术性、安全性和公益性特点，以增强护理人员的责任感，提高护理服务的合法度。

5. 注意国际化趋势　为了使我国护理专业的发展与国际护理接轨，制定护理法必须站在世界法治文明的高度，把握国际化护理趋势，使法律条款尽量同国际上的要求相适应。

护爱生命

顾云仙，女，汉族，1984年11月出生，中共党员，绵阳市第三人民医院护士，2008年因抗震救灾获得全国五一劳动奖章。

2008年5月12日14时28分，汶川发生8级特大地震，绵阳市北川县成为重灾区。地震后，绵阳市第三人民医院立即启动紧急救援预案，及时组建了抗震救灾医疗突击队，顾云仙作为急救队的一名队员，跟随12名医护人员一起于5月12日17时30分开赴北川。

在北川抢救地震伤员期间，顾云仙在北川废墟中紧握着地震伤员李家庆的手鼓励他要坚持的瞬间，被新华社摄影记者拍到，被推荐为“汶川大地震最感人的十大瞬间”，并赞誉她为“最美女护士”“最美丽的天使”。绵阳市仅有三人获得该项荣誉，而顾云仙是唯一获此殊荣的医护人员，她展现了医护人员在抗震救灾期间顾全大局、甘于奉献的大爱情怀和不畏艰险、救死扶伤的天使风采。

第二节　护理工作中常见的法律问题

PPT

在护理实践过程中，每位护士都应熟知护理职责的法律范围，最大限度地维护服务对象的合法权益，防止法律纠纷发生；同时，护士也应注意保护自己的合法权益，促进护患关系的和谐。

一、护士的法律责任

微课

护士在执业中必须依法从事护理工作，遵守职业道德和医疗护理工作的规章制度及技术规范，正确执行医嘱，观察病人的身心状态，对病人进行科学的护理。

（一）处理和执行医嘱

医嘱是护士对病人实施护理的法律依据，护士在执行医嘱时应注意以下几点。

1. 严格执行“三查八对”制度，确认无误后及时准确执行。不可随意篡改或无故不执行医嘱。

2. 护士处理医嘱时，若有疑问，必须向医生问明白，确认准确后方可执行；若发现医嘱有明显错误，有权拒绝执行，并向医生提出；若明知该医嘱可能给病人造成损害，酿成严重后果，仍照样执行，护士将与医生共同承担所引起的法律责任。

3. 当病人或家属对医嘱提出疑问时，护士应立即核实医嘱的准确性，再决定是否执行，并向病人或家属作出适当的解释。

4. 当病人病情发生变化，应及时通知医生，并根据自己的知识和经验与医生协商，确定是否继续或暂停或修改医嘱。

5. 一般情况下不执行口头医嘱。在抢救、手术等特殊情况下，必须执行口头医嘱时，护士应向主管医生复诵一遍口头医嘱的内容，双方确认无误后方可执行。在执行完医嘱后，应及时记录医嘱的时间、内容、病人当时的情况等，并让医生及时补写书面医嘱。

练一练

护士在处理口头医嘱时，下列不正确的是

A. 一般情况下不执行口头医嘱

B. 执行口头医嘱时，两名护士核对后即可执行

C. 在执行完医嘱后，应及时让医生补写书面医嘱

D. 在抢救、手术等特殊情况下可以执行口头医嘱

E. 在处理医嘱时，如有疑问，必须向医生确认无误方可执行

答案解析

（二）护理记录

护理实践中，各种护理记录既是医生判断诊疗效果、调整治疗方案的重要依据，也是评判护理质量的标准之一。在医疗纠纷案件中，护理记录还是举证与举证倒置的直接依据。护士在书写临床护理记录时，应及时、准确、客观、真实、完整，不得涂改、隐匿或伪造。

（三）执行独立性及合作性护理任务

护士应熟知护理权限，正确判断护理范围，严格按照护理规范、操作标准实施护理。超出

护理权限或没按规范、标准进行护理，造成病人损害的，根据病人损害程度，护士将承担相应的法律责任。

（四）入院与出院

护士根据自己的职权范围，严格按照医院的规章制度，对病人进行正确处理。接诊急救病人时，应以高度的责任心，全力以赴地配合其他救治人员进行抢救。如果因护士拒绝、不积极参与或工作拖沓而使病人致残或死亡，可被起诉，以渎职罪论处。若病人拒绝继续治疗，要求自动出院，护士应耐心说服，病人或其法定监护人执意要求出院，则应让病人或其法定监护人在自动出院栏上签字，同时做好护理记录。

（五）麻醉药品及其他药品的管理

麻醉药品主要是指鸦片、哌替啶及吗啡等药物，临床上用于术后、晚期癌症及一些危重病人的对症治疗。护士若对这些药品进行窃取、盗卖或自己使用，则会构成贩毒、吸毒罪。因而，护士应严于律己，不要以身试法。

二、护生的法律责任

护理工作必须由具备护士执业资格的护士来承担，才能保障护理质量和公众的就医安全。而护生是正在学习的护理专业的学生，尚未获得执业资格。从法律上讲，必须按照卫健委的有关规定，在执业护士的严密监督和指导下，为病人实施护理。护生在执业护士的督导下，发生差错事故，除本人要承担一定责任外，带教老师也应承担相应的法律责任。如果护生脱离带教护士的督导，擅自行事造成病人的伤害，就要承担法律责任。所以带教老师应严格带教，护生应虚心学习，勤学苦练，防止发生差错或事故。护生进入临床实习前，应明确自己法定的职责范围，严格遵守操作规程。

三、护理工作中潜在的法律问题

（一）侵权行为与犯罪

侵权行为一般是指对人身权利不应有的侵犯；犯罪则是指一切触犯国家刑法的行为。前者可通过民事方式（如调解、赔礼、赔物乃至赔款等）解决，后者则必然会被起诉而依法受到惩处。有时在同一护理活动中，侵权行为可与犯罪同时发生。侵权行为可不构成犯罪，但犯罪必定严重侵犯被害者的基本合法权益。分清犯罪与侵权行为的关键是对护理行为目的和后果的正确鉴定。例如，病人有恢复健康、促进健康的权利。当他主诉病情时，护士没有认真听，引起病人的不满，这就是侵犯了病人的生命健康权，可通过调解、赔礼、道歉等予以解决。如果因为没有认真听而延误了抢救时机，引起死亡，这就是犯罪，应依法受到惩处。

（二）疏忽大意与渎职

疏忽大意是指不专心致志地履行职责，因一时粗心或遗忘而造成客观上的过失行为。疏忽大意是工作责任心不强的表现，严重的疏忽大意，造成了较为严重的后果是渎职。渎职要追究法律责任，虽然一般的疏忽大意一般不予追究法律责任，但如果造成了严重的后果或极大的不良影响时，同样要追究其法律责任。

如果因疏忽大意的过失或过于自信的过失，造成病人出现不可挽回的损害，则构成过失犯罪。我国《刑法》规定："医务人员由于严重不负责任，造成就诊人员死亡或严重损害就诊人员身体健康的，判处 3 年以下有期徒刑或拘役"。

（三）收礼与受贿

受贿罪是指国家工作人员利用职务上的便利，为行贿人谋取私利，而非法索取、接受其财物或不正当利益的行为。救死扶伤是护士的神圣职责，护士不得借工作之便谋取额外报酬。但病人痊愈出院，对护士优良服务表示感激，向护士赠送一些纪念品时，不属于贿赂，如果是护士主动向病人或家属示意并收取大额资金、财物时，则犯了索贿、受贿罪。

四、护理工作中法律纠纷的防范

（一）强化法制观念

作为护士应强化法制观念，加强相关法律法规的学习，并将掌握的法律知识应用到护理实践中，依法从事护理活动，认真履行护士职责。

（二）规范护理行为

护士在工作中应严格执行专业团体及工作单位的护理操作规程及质量标准要求，并不断学习，以最新的护理操作规程及质量标准，保证病人安全，防止法律纠纷的发生。

（三）选择安全的工作环境

安全而有保障的护理环境，是提高护理质量、减少法律纠纷的保障之一。安全的护理环境应具备以下条件。

1. 根据病人数量及病情轻重安排相应数量及资格的护士。
2. 有正规的法令、政策、操作规程及相应的监督机制。
3. 全体护理人员学习新技术、新仪器的使用，仪器设备状态良好。

（四）建立及维护良好的护患关系

建立及维护良好的护患关系是防止产生法律纠纷的重要措施之一。护士应尊重病人的人格、尊严、信仰及价值观等，坦诚与病人沟通，并注意换位思考，以自己的专业知识及能力，为病人提供高质量的身心护理，获得病人的理解与支持，减少法律纠纷的产生。

（五）促进信息的沟通

护理实践中的沟通是一个多角度、多方位的交流。护士应加强与病人及其家属的沟通，以便及时了解病人的情况，准确解释病人及其家属提出的问题；加强与医生、其他护士及其他有关人员的沟通，反馈必要的信息，掌握治疗护理方案的变化，确保病人的安全。

（六）做好各种护理记录

护理记录是护士书面沟通的重要渠道之一，也是重要的法律依据。准确、及时地做好护理记录，不仅是对病人负责的一种表现，也是医院质量管理水平的一种反映，在法律纠纷发生时还是重要的举证倒置的依据。

（七）参加职业保险

职业保险是指专业从业者定期向保险公司交纳少量的保险费，在职业保险范围内一旦突然发生事故时，由保险公司向受害者支付相应的赔偿。因此，如果护士参加职业保险，保险公司在规定的范围内为护士提供法定代理人，在败诉后代护士向受害人支付赔偿金，减轻护士的经济损失。职业保险是护士保护自己从业及切身利益的重要措施之一，虽然它不能完全消除护士在护理纠纷或事故中的责任，但在一定程度上帮助护士减轻了因事故发生对护士造成的负担。

看一看

医疗责任保险

医疗责任保险是由国外引进的一种职业险，可定义为：被保险医疗卫生机构和医务工作人员在诊疗的过程中，因专业过失造成了病人的人身伤害，依法理当由医疗机构担负民事责任赔偿时，由保险公司按照保险合同约定履行赔偿保险金义务的责任保险。国卫医发〔2014〕42 号印发《关于加强医疗责任保险工作的意见》，强调充分认识发展医疗责任保险对构建和谐医患关系的重要作用；加强组织领导，提高医疗责任保险参保率和保险服务水平；加强协调配合，共同推动医疗责任保险工作深入开展；加强经验总结，积极探索符合我国国情的医疗风险分担机制；加强宣传引导，营造医疗责任保险良好社会氛围；加强督导考核，确保医疗责任保险工作落实。

法律是强化护理管理，使护理专业走向法制化、规范化、科学化发展的重要保证。为了保护护士自身的正当权益，使其在工作实践中的护理行为与法的原则一致，护士应加强对相关法律、法规的学习，不断提高法律意识，尊重病人，关爱病人，尽职尽责，维护病人的生命健康。

想一想

病人，女，17 岁，因剧烈腹痛，独自到急诊科就诊，经检查确诊为宫外孕大出血。因其无监护人签字且没带够手术费用，值班医生未及时进行手术，而是让其在急诊科输液留观。当病人家属接到消息赶到医院付款时，错过了最佳手术时机。

答案解析

临床工作中护士应当如何避免出现此类医疗纠纷的发生？

目标检测

答案解析

1. 为了加强护士管理，提高护理质量、保障医疗和护理安全，保护护士的合法权益，卫生部于（　）年颁发了《中华人民共和国护士管理办法》

   A. 1988 年　B. 1994 年　C. 1993 年　D. 2002 年　E. 2004 年

2. 发现或怀疑某患者是传染病患者时，需要及时向附近的医疗保健机构或者卫生防病机构报告的人员是

   A. 病人　B. 病人家属　C. 任何人　D. 医疗保健人员　E. 卫生防疫人员

3. 《医疗事故处理条例》的实施时间是

   A. 2000 年 9 月 1 日　B. 2001 年 9 月 1 日
   C. 2002 年 9 月 1 日　D. 2003 年 9 月 1 日
   E. 2004 年 9 月 1 日

4. 三级医疗事故是指

   A. 造成病人轻度残疾、器官组织损伤，导致一般功能障碍的
   B. 造成病人心理损伤或器官组织轻度损伤
   C. 造成病人中度残疾、器官组织损伤导致严重功能障碍的
   D. 造成病人明显人身损害的其他后果的
   E. 造成病人死亡、重度残疾的

5. 病人王某在接受诊疗活动中受到损害，医疗机构及其医务人员都有过错，承担赔偿责任的是
   A. 医务人员　　　　B. 医疗机构负责人
   C. 医务人员及其家属　　　　D. 医疗机构
   E. 医务人员和医疗机构

书网融合……

重点回顾　　微课　　习题

附　录

附录一　NAND A2012～2014 年的 216 项护理诊断

一、健康促进

1. 缺乏娱乐活动
2. 久坐的生活方式
3. 缺乏社区卫生
4. 家庭执行治疗方案无效
5. 危险倾向的健康行为
6. 健康维护无效
7. 有免疫状态改善的趋势
8. 保护无效
9. 自我健康管理无效
10. 有自我健康管理改善趋势

二、营养

11. 无效性婴儿喂养形态
12. 母乳不足
13. 吞咽障碍
14. 营养失调：低于机体需要量
15. 营养失调：高于机体需要量
16. 有营养改善的趋势
17. 有营养失调的危险：高于机体需要量
18. 体液不足
19. 有体液不足的危险
20. 体液过多
21. 有体液失衡的危险
22. 有体液平衡改善的趋势
23. 有电解质失衡的危险
24. 有肝功能受损的危险
25. 有新生儿黄疸的危险
26. 新生儿黄疸
27. 有血糖不稳定的危险

三、排泄和交换

28. 便秘
29. 有便秘的危险
30. 感知性便秘
31. 腹泻
32. 排便失禁
33. 胃肠动力失调
34. 有胃肠动力失调的危险
35. 排尿障碍
36. 有排尿功能改善的趋势
37. 尿潴留
38. 完全性尿失禁
39. 功能性尿失禁
40. 压力性尿失禁
41. 急迫性尿失禁
42. 反射性尿失禁
43. 有急迫性尿失禁的危险
44. 气体交换障碍

四、活动/休息

45. 失眠
46. 睡眠模式紊乱
47. 睡眠剥夺
48. 有睡眠改善的趋势
49. 有废用综合征的危险
50. 躯体活动障碍
51. 床上活动障碍
52. 借助轮椅活动障碍
53. 转移能力障碍
54. 行走障碍
55. 恍惚状态

56. 穿着/修饰自理缺陷
57. 沐浴/卫生自理缺陷
58. 进食自理缺陷
59. 如厕自理缺陷
60. 忽视自我健康管理
61. 能量场紊乱
62. 疲乏
63. 心输出量减少
64. 自主呼吸受损
65. 无效的呼吸形态
66. 活动无耐力
67. 有活动无耐力的危险
68. 有胃肠灌注无效的危险
69. 有肾灌注无效的危险
70. 外周组织灌注无效
71. 有心肌组织灌注不足的危险
72. 有脑组织灌注无效的风险
73. 有外周组织灌注无效的风险
74. 呼吸机依赖
75. 持家能力障碍
76. 有自理能力增强的趋势

五、感知/认识

77. 单侧身体忽视
78. 环境认知障碍综合征
79. 知识缺乏
80. 有知识增进的趋势
81. 急性意识障碍
82. 慢性意识障碍
83. 有急性意识障碍的危险
84. 冲动控制无效
85. 记忆功能障碍
86. 有沟通增进的趋势
87. 语言沟通障碍

六、自我感知

88. 自我认同紊乱
89. 有自我认同紊乱的危险
90. 有个人尊严受损的危险
91. 有自我概念改善的趋势
92. 无望感
93. 有孤独的危险
94. 长期低自尊
95. 情境性低自尊
96. 有长期低自尊的危险
97. 有情境性低自尊的危险
98. 体像紊乱

七、角色关系

99. 照顾者角色紧张
100. 有照顾者角色紧张的危险
101. 养育功能障碍
102. 有养育功能改善的趋势
103. 有养育功能障碍的危险
104. 有依附关系受损的风险
105. 家庭运作过程改变
106. 家庭运作过程失常
107. 有家庭运作过程改善的趋势
108. 有母乳喂养改善的趋势
109. 母乳喂养无效
110. 母乳喂养中断
111. 无效的关系
112. 有关系改善的趋势
113. 有关系无效的危险
114. 父母角色冲突
115. 无效的角色表现
116. 社交交往障碍

八、性

117. 性功能障碍
118. 性生活形态无效
119. 生育过程无效
120. 有生育过程改善的趋势
121. 有生育过程无效的危险
122. 有母体与胎儿双方受干扰的危险

九、应对/应激耐受性

123. 迁居应激综合征
124. 有迁居应激综合征的危险
125. 强暴创伤综合征

126. 活动计划无效
127. 有活动计划无效的危险
128. 创伤后综合征
129. 有创伤后综合征的危险
130. 恐惧
131. 焦虑
132. 对死亡的焦虑
133. 无效性否认
134. 成人生育障碍
135. 悲伤
136. 复杂性悲哀
137. 有复杂性悲伤的危险
138. 有能力增强的趋势
139. 无能为力感
140. 有无能为力感的危险
141. 个人恢复能力障碍
142. 有恢复能力增强的趋势
143. 有恢复能力受损的危险
144. 持续性悲伤
145. 压力负荷过重
146. 无能性家庭应对
147. 妥协性家庭应对
148. 防卫性应对
149. 有家庭应对增强的趋势
150. 无效的应对
151. 有应对增强的趋势
152. 社区应对无效
153. 有社区应对增强的趋势
154. 有自主反射失调的危险
155. 自主性反射失调
156. 婴儿行为紊乱
157. 有婴儿行为紊乱的危险
158. 有婴儿行为调节改善的趋势
159. 颅内适应能力下降

十、生活准则

160. 有希望增强的趋势
161. 有精神安适增进的趋势
162. 有增强决策力的趋势
163. 决策冲突
164. 道德困扰
165. 不依从行为
166. 宗教信仰减弱
167. 有宗教信仰增强的趋势
168. 有宗教信仰减弱的趋势
169. 精神困扰
170. 有精神困扰的危险

十一、安全/防御

171. 有感染的危险
172. 口腔黏膜受损
173. 有受伤的危险
174. 有围术期体位性损伤的危险
175. 有周围神经血管功能障碍的危险
176. 有婴儿猝死综合征的危险
177. 有跌倒的危险
178. 有外伤的危险
179. 有出血危险
180. 有干眼症的危险
181. 皮肤完整性受损
182. 有皮肤完整性受损的危险
183. 组织完整性受损
184. 牙齿受损
185. 有休克的危险
186. 有窒息的危险
187. 有误吸的危险
188. 清理呼吸道无效
189. 术后恢复延迟
190. 有热损伤的危险
191. 受污染
192. 有受污染的危险
193. 有血管损伤的风险
194. 自残
195. 有自残的危险
196. 有对他人施行暴力的危险
197. 有对自己施行暴力的危险
198. 有自杀的危险
199. 有中毒的危险
200. 乳胶过敏反应
201. 有过敏反应的危险

202. 有对乳胶过敏反应的危险
203. 有对碘造影剂不良反应的危险
204. 有体温失调的危险
205. 体温调节无效
206. 体温过低
207. 体温过高

十二、舒适

208. 急性疼痛
209. 慢性疼痛
210. 恶心
211. 社交孤立
212. 舒适度减弱
213. 舒适增进的趋势

十三、生长/发展

214. 生长与发展迟滞
215. 有发展迟滞的危险
216. 有生长失调

附录二 护理诊断内容举例

一、营养失调——低于机体需要量

【定义】 非禁食个体处于营养摄入不足以满足机体需要量的状态。

【诊断依据】

1. 主要依据

（1）食物摄入低于每日需要量。

（2）体重下降，低于正常标准体重的20%以上。

2. 次要依据

（1）有引起摄入不足的因素存在，如吞咽困难、厌食等。

（2）有营养不良或某些营养素缺乏的表现，如消瘦、肌肉软弱无力、面色苍白、血红蛋白下降、血清白蛋白下降等。

【相关因素】

1. 病理生理因素

（1）各种疾病导致营养素摄入困难或障碍，如咀嚼或吞咽困难、厌食、拒食等。

（2）疾病导致营养素吸收障碍，如慢性腹泻等。

（3）营养素或能量消耗增加，如甲状腺功能亢进、糖尿病、烧伤、长期感染、发热等。

2. 治疗因素

（1）放疗、化疗或口腔、咽喉部手术等损伤影响摄入。

（2）某些药物治疗影响食欲与吸收，如口服磺胺药物之后。

（3）外科手术、放疗之后营养消耗增加。

3. 情境因素

（1）环境不良，学习、工作压力或情绪不良引起食欲下降。

（2）特殊环境或因素不能获取食物，如水灾之后等。

4. 年龄因素 新生儿、婴幼儿喂养不当，老年人消化功能下降。

二、体温过高

【定义】

个体体温高于正常范围的状态。

【诊断依据】

1. 主要依据 体温在正常范围以上。

2. 次要依据

（1）皮肤潮红、触摸发热。

（2）脉搏、呼吸增快。

（3）疲乏、无力、头痛、头晕。

【相关因素】

1. 病理生理因素 感染、外伤、脱水、代谢率增高等。

2. 治疗因素 手术、药物等。

3. 情境因素 处于热环境中、剧烈活动等。

三、腹泻

【定义】个体排便次数增多，大便不成形或排便松散、水样便的状态。

【诊断依据】

1. 主要依据

（1）便次增多（>3 次/日）。

（2）松散、水样便。

2. 次要依据

（1）腹痛、肠鸣音亢进。

（2）大便量增多及颜色变化。

（3）有里急后重感。

【相关因素】

1. 病理生理方面 胃肠道疾病、内分泌代谢性疾病、营养性疾病等。

2. 治疗方面 药物不良反应、管饲饮食等。

3. 情绪因素 饮食改变；环境改变；焦虑及应激状态。

4. 年龄因素 婴幼儿生理性腹泻、辅食添加不当；老年人胃肠括约肌功能减退。

四、气体交换受损

【定义】个体处于肺泡和微血管之间氧气和二氧化碳交换减少的状态。

【诊断依据】

1. 主要依据 用力或活动时感到呼吸费力或困难。

2. 次要依据 有缺氧或二氧化碳潴留的表现。

（1）神经系统表现 烦躁、焦虑、意识模糊、嗜睡。

（2）呼吸系统表现　端坐呼吸、呼吸急促、呼气延长、心率增快、心律失常甚至心力衰竭。

（3）消化系统表现　胃区饱胀、食欲下降。

（4）其他　发绀、疲乏无力、尿量减少等。

（5）血气分析　血 $PaO_2\downarrow$、$PaCO_2\uparrow$、血氧饱和度（SaO_2）$\downarrow$。

【相关因素】

1. 病理生理因素　肺部感染等病变致肺泡呼吸面积减少及呼吸膜改变，气管、支气管病变或异物，分泌物滞留致气道通气障碍，神经系统疾病致呼吸活动异常等。

2. 治疗因素　麻醉药物等引起的呼吸抑制，气管插管等致呼吸道阻塞，吸入氧浓度过低等。

3. 情境因素　因创伤、手术或认知障碍致呼吸活动异常。

4. 年龄因素　早产儿、老年人呼吸中枢或肺呼吸功能降低。

五、清理呼吸道无效

【定义】个体处于不能有效咳嗽以清除呼吸道分泌物或阻塞物，引起呼吸不通畅的威胁状态。

【诊断依据】

1. 主要依据

（1）无效咳嗽或咳嗽无力，如病人说排痰时伤口疼痛不敢咳嗽。

（2）不能排出呼吸道分泌物或阻塞物，如咳嗽时表情痛苦，痰液黏稠，不易咳出。

2. 次要依据

（1）呼吸音不正常，如有痰鸣音。

（2）呼吸的频率、节律、深度发生异常改变，如呼吸急促。

【相关因素】

1. 病理生理因素　肺部感染引起分泌物过多、痰液黏稠，手术后引起呼吸运动受限而不能排出分泌物等。

2. 治疗因素　使用镇静药、麻醉剂引起不能有效咳嗽。

3. 情境因素　由于手术疼痛或认知障碍等不敢咳嗽，空气干燥、吸烟、空气严重污染等致呼吸道分泌物异常等。

4. 年龄因素　新生儿咳嗽反射低下，老年人咳嗽反射迟钝、咳嗽无力。

六、有受伤的危险

【定义】个体处于适应和防御能力降低，在与环境互相作用中易受到损伤的危险状态。

【诊断依据】

有危险因素存在（同相关因素）。

【相关因素】

1. 病理生理因素　因缺氧、眩晕等脑功能异常，因步态不稳、截肢等活动功能异常，视听、触觉等各种感觉器官异常等。

2. 治疗因素　镇静药、降压药等药物影响中枢神经功能，石膏固定、拐杖等影响活动。

3. 情境因素　环境陌生，房屋结构布局与设施不当，交通运输方式不当等。

4. 年龄因素　小儿生活能力低下和缺乏安全意识，老年人感知、运动功能缺陷等。

七、有皮肤完整性受损的危险

【定义】 个体的皮肤处于可能受损伤的危险状态。

【诊断依据】 有致皮肤损害的危险因素存在（同相关因素）。

【相关因素】

1. 躯体不能活动　如昏迷、偏瘫、骨折等。

2. 皮肤受到潮湿、摩擦的刺激　如大小便失禁。

3. 皮肤营养失调　如肥胖、消瘦、水肿。

八、活动无耐力

【定义】 个体因生理功能降低而处于不能耐受日常必要活动的状态。

【诊断依据】

1. 主要依据

（1）活动中出现头晕、呼吸困难。

（2）活动后出现气短、不适，心率、血压异常。

（3）自述疲乏、无力或虚弱。

2. 次要依据

（1）面色苍白或发绀。

（2）意识模糊、眩晕。

（3）心电图改变。

【相关因素】

1. 病理生理因素

（1）各种疾病造成的缺氧或氧供给相对不足。

（2）饮食不足或营养不良等所致的能量供给不足。

2. 治疗因素　手术、放疗、化疗所致的代谢增加。

3. 情境因素　长期卧床，久坐性或惰性生活方式，地理或气候因素造成氧供不足。

4. 年龄因素　老年人。

九、睡眠型态紊乱

【定义】 个体处于睡眠不足或中断等休息方式的改变，并出现不适和（或）影响正常生活的一种状态。

【诊断依据】

1. 主要依据

（1）成人入睡或保持睡眠状态困难。

（2）儿童不愿就寝、夜间常醒着或渴望与父母一起睡。

2. 次要依据

（1）白天疲劳、打瞌睡。

（2）烦躁、情绪不稳、易怒、面无表情、眼圈发黑。

【相关因素】

1. 病理生理因素 各种疾病造成的不适、疼痛而经常觉醒，如心绞痛、腹泻、尿频、尿潴留、便秘等。

2. 治疗因素 静脉输液、牵引、石膏固定等改变睡眠姿势而引起不适，应用镇静药、催眠药等白天睡眠过多。

3. 情境因素 过度紧张、恐惧、生活环境变化，生活方式改变（如值夜班、白天睡眠过多），过度活动等。

4. 年龄因素 小儿恐惧黑暗，女性更年期内分泌改变等。

十、疲乏

【定义】在正常状态下，个体经历到无法承受的耗竭感，且体能和心智活动能力也降低。

【诊断依据】

1. 主要依据

（1）注意力无法集中。

（2）性欲降低。

（3）行为表现退步。

（4）对周围事物没有兴趣。

2. 次要依据

（1）嗜睡。

（2）因无法承担责任而内疚。

（3）无法维持一般肢体活动。

（4）即使在睡眠之后也无法恢复精力。

（5）身体不适的抱怨增加。

（6）休息频率增加。

（7）自我反省。

（8）缺乏精力、无精打采。

（9）个人觉得需要额外精力才能日常活动。

（10）主诉有持续的精力缺乏。

【相关因素】

1. 病理生理方面 失眠、疾病状态、体力消耗增加、营养不良、睡眠剥夺。

2. 心理方面 焦虑、无聊的生活方式、抑郁、压力。

3. 治疗方面 放疗、化疗、药物副作用、手术损伤组织及麻醉。

4. 情境方面 温度、湿度、灯光、噪声等环境因素，负性生活事件。

5. 成熟因素 儿童营养不良、妊娠期生理改变、产后照顾新生儿导致睡眠型态改变。

十一、疼痛

【定义】 个体感到或说出有严重不舒适的感觉。

【诊断依据】

1. 主要依据 病人自述有疼痛感。

2. 次要依据

（1）表情痛苦、呻吟。

（2）强迫体位、按揉疼痛部位。

（3）急性疼痛的反应：血压升高，脉搏、呼吸增快，出汗，注意力不集中等。

【相关因素】

1. 病理生理因素 烧伤、外伤、骨折等引起组织损伤，肌肉痉挛、下肢血管痉挛或阻塞等。

2. 治疗因素 手术、静脉穿刺、组织活检、骨穿等引起组织损伤等。

3. 情境因素 不活动、体位不当等。

十二、焦虑

【定义】 个体或群体处于因模糊、不明确、不具体的威胁而感到不安与不适的状态。

【诊断依据】

1. 生理方面 失眠、疲劳感、口干、肌肉紧张、感觉异常等，脉搏增快、呼吸增快、血压升高、出汗、烦躁、声音发颤或音调改变。

2. 心理方面 不安感、无助感、缺乏自信、预感不幸等，易激动、爱发脾气、无耐心、常埋怨别人等。

3. 认知方面表现 注意力不集中、健忘、怀念过去、不愿面对现实。

【相关因素】

1. 病理生理因素 基本需要（空气、水、食物、排泄、安全等）未得到满足，如心肌缺血缺氧而疼痛、尿潴留引起不适。

2. 治疗因素 担心手术、治疗或检查发生意外，不熟悉医院环境等。

3. 情境因素 自尊受到威胁，对死亡、失去亲人的威胁，家庭经济困难等。

4. 年龄因素 小儿因住院与家人分离。

附录三 护士条例

第一章 总 则

第一条 为了维护护士的合法权益，规范护理行为，促进护理事业发展，保障医疗安全和人体健康，制定本条例。

第二条 本条例所称护士，是指经执业注册取得护士执业证书，依照本条例规定从事护理活动，履行保护生命、减轻痛苦、增进健康职责的卫生技术人员。

第三条 护士人格尊严、人身安全不受侵犯。护士依法履行职责，受法律保护。全社会应当尊重护士。

第四条 国务院有关部门、县级以上地方人民政府及其有关部门以及乡（镇）人民政府应当采取措施，改善护士的工作条件，保障护士待遇，加强护士队伍建设，促进护理事业健康发展。

国务院有关部门和县级以上地方人民政府应当采取措施，鼓励护士到农村、基层医疗卫生机构工作。

第五条 国务院卫生主管部门负责全国的护士监督管理工作。县级以上地方人民政府卫生主管部门负责本行政区域的护士监督管理工作。

第六条 国务院有关部门对在护理工作中做出杰出贡献的护士，应当授予全国卫生系统先进工作者荣誉称号或者颁发白求恩奖章，受到表彰、奖励的护士享受省部级劳动模范、先进工作者待遇；对长期从事护理工作的护士应当颁发荣誉证书。具体办法由国务院有关部门制定。

县级以上地方人民政府及其有关部门对本行政区域内做出突出贡献的护士，按照省、自治区、直辖市人民政府的有关规定给予表彰、奖励。

第二章 执业注册

第七条 护士执业，应当经执业注册取得护士执业证书。

申请护士执业注册，应当具备下列条件：

（一）具有完全民事行为能力；

（二）在中等职业学校、高等学校完成国务院教育主管部门和国务院卫生主管部门规定的普通全日制 3 年以上的护理、助产专业课程学习，包括在教学、综合医院完成 8 个月以上护理临床实习，并取得相应学历证书；

（三）通过国务院卫生主管部门组织的护士执业资格考试；

（四）符合国务院卫生主管部门规定的健康标准。

护士执业注册申请，应当自通过护士执业资格考试之日起 3 年内提出；逾期提出申请的，除应当具备前款第（一）项、第（二）项和第（四）项规定条件外，还应当在符合国务院卫生主管部门规定条件的医疗卫生机构接受 3 个月临床护理培训并考核合格。护士执业资格考试办法由国务院卫生主管部门会同国务院人事部门制定。

第八条 申请护士执业注册的，应当向批准设立执业医疗机构或者为该医疗机构备案的卫生主管部门提出申请。收到申请的卫生主管部门应当自收到申请之日起 20 个工作日内做出决定，对具备本条例规定条件的，准予注册，并发给护士执业证书；对不具备本条例规定条件的，不予注册，并书面说明理由。

护士执业注册有效期为 5 年。

第九条 护士在其执业注册有效期内变更执业地点的，应当向批准设立执业医疗机构或者为该医疗机构备案的卫生主管部门报告。收到报告的卫生主管部门应当自收到报告之日起 7 个工作日内为其办理变更手续。护士跨省、自治区、直辖市变更执业地点的，收到报告的卫生主管部门还应当向其原注册部门通报。

第十条 护士执业注册有效期届满需要继续执业的，应当在护士执业注册有效期届满前 30 日向批准设立执业医疗机构或者为该医疗机构备案的卫生主管部门申请延续注册。收到申请的卫生主管部门对具备本条例规定条件的，准予延续，延续执业注册有效期为 5 年；对不具备本条例规定条件的，不予延续，并书面说明理由。

护士有行政许可法规定的应当予以注销执业注册情形的，原注册部门应当依照行政许可法的规定注销其执业注册。

第十一条 县级以上地方人民政府卫生主管部门应当建立本行政区域的护士执业良好记录和不良

记录，并将该记录记入护士执业信息系统。

护士执业良好记录包括护士受到的表彰、奖励以及完成政府指令性任务的情况等内容。护士执业不良记录包括护士因违反本条例以及其他卫生管理法律、法规、规章或者诊疗技术规范的规定受到行政处罚、处分的情况等内容。

第三章 权利和义务

第十二条 护士执业，有按照国家有关规定获取工资报酬、享受福利待遇、参加社会保险的权利。任何单位或者个人不得克扣护士工资，降低或者取消护士福利等待遇。

第十三条 护士执业，有获得与其所从事的护理工作相适应的卫生防护、医疗保健服务的权利。从事直接接触有毒有害物质、有感染传染病危险工作的护士，有依照有关法律、行政法规的规定接受职业健康监护的权利；患职业病的，有依照有关法律、行政法规的规定获得赔偿的权利。

第十四条 护士有按照国家有关规定获得与本人业务能力和学术水平相应的专业技术职务、职称的权利；有参加专业培训、从事学术研究和交流、参加行业协会和专业学术团体的权利。

第十五条 护士有获得疾病诊疗、护理相关信息的权利和其他与履行护理职责相关的权利，可以对医疗卫生机构和卫生主管部门的工作提出意见和建议。

第十六条 护士执业，应当遵守法律、法规、规章和诊疗技术规范的规定。

第十七条 护士在执业活动中，发现病人病情危急，应当立即通知医师；在紧急情况下为抢救垂危病人生命，应当先行实施必要的紧急救护。

护士发现医嘱违反法律、法规、规章或者诊疗技术规范规定的，应当及时向开具医嘱的医师提出；必要时，应当向该医师所在科室的负责人或者医疗卫生机构负责医疗服务管理的人员报告。

第十八条 护士应当尊重、关心、爱护病人，保护病人的隐私。

第十九条 护士有义务参与公共卫生和疾病预防控制工作。发生自然灾害、公共卫生事件等严重威胁公众生命健康的突发事件，护士应当服从县级以上人民政府卫生主管部门或者所在医疗卫生机构的安排，参加医疗救护。

第四章 医疗卫生机构的职责

第二十条 医疗卫生机构配备护士的数量不得低于国务院卫生主管部门规定的护士配备标准。

第二十一条 医疗卫生机构不得允许下列人员在本机构从事诊疗技术规范规定的护理活动：

（一）未取得护士执业证书的人员；

（二）未依照本条例第九条的规定办理执业地点变更手续的护士；

（三）护士执业注册有效期届满未延续执业注册的护士。

在教学、综合医院进行护理临床实习的人员应当在护士指导下开展有关工作。

第二十二条 医疗卫生机构应当为护士提供卫生防护用品，并采取有效的卫生防护措施和医疗保健措施。

第二十三条 医疗卫生机构应当执行国家有关工资、福利待遇等规定，按照国家有关规定为在本机构从事护理工作的护士足额缴纳社会保险费用，保障护士的合法权益。

对在艰苦边远地区工作，或者从事直接接触有毒有害物质、有感染传染病危险工作的护士，所在医疗卫生机构应当按照国家有关规定给予津贴。

第二十四条 医疗卫生机构应当制定、实施本机构护士在职培训计划，并保证护士接受培训。

护士培训应当注重新知识、新技术的应用；根据临床专科护理发展和专科护理岗位的需要，开展对护士的专科护理培训。

第二十五条 医疗卫生机构应当按照国务院卫生主管部门的规定，设置专门机构或者配备专（兼）

职人员负责护理管理工作。

第二十六条 医疗卫生机构应当建立护士岗位责任制并进行监督检查。

护士因不履行职责或者违反职业道德受到投诉的，其所在医疗卫生机构应当进行调查。经查证属实的，医疗卫生机构应当对护士做出处理，并将调查处理情况告知投诉人。

第五章 法律责任

第二十七条 卫生主管部门的工作人员未依照本条例规定履行职责，在护士监督管理工作中滥用职权、徇私舞弊，或者有其他失职、渎职行为的，依法给予处分；构成犯罪的，依法追究刑事责任。

第二十八条 医疗卫生机构有下列情形之一的，由县级以上地方人民政府卫生主管部门依据职责分工责令限期改正，给予警告；逾期不改正的，根据国务院卫生主管部门规定的护士配备标准和在医疗卫生机构合法执业的护士数量核减其诊疗科目，或者暂停其6个月以上1年以下执业活动；国家举办的医疗卫生机构有下列情形之一、情节严重的，还应当对负有责任的主管人员和其他直接责任人员依法给予处分：

（一）违反本条例规定，护士的配备数量低于国务院卫生主管部门规定的护士配备标准的；

（二）允许未取得护士执业证书的人员或者允许未依照本条例规定办理执业地点变更手续、延续执业注册有效期的护士在本机构从事诊疗技术规范规定的护理活动的。

第二十九条 医疗卫生机构有下列情形之一的，依照有关法律、行政法规的规定给予处罚；国家举办的医疗卫生机构有下列情形之一、情节严重的，还应当对负有责任的主管人员和其他直接责任人员依法给予处分：

（一）未执行国家有关工资、福利待遇等规定的；

（二）对在本机构从事护理工作的护士，未按照国家有关规定足额缴纳社会保险费用的；

（三）未为护士提供卫生防护用品，或者未采取有效的卫生防护措施、医疗保健措施的；

（四）对在艰苦边远地区工作，或者从事直接接触有毒有害物质、有感染传染病危险工作的护士，未按照国家有关规定给予津贴的。

第三十条 医疗卫生机构有下列情形之一的，由县级以上地方人民政府卫生主管部门依据职责分工责令限期改正，给予警告：

（一）未制定、实施本机构护士在职培训计划或者未保证护士接受培训的；

（二）未依照本条例规定履行护士管理职责的。

第三十一条 护士在执业活动中有下列情形之一的，由县级以上地方人民政府卫生主管部门依据职责分工责令改正，给予警告；情节严重的，暂停其6个月以上1年以下执业活动，直至由原发证部门吊销其护士执业证书：

（一）发现病人病情危急未立即通知医师的；

（二）发现医嘱违反法律、法规、规章或者诊疗技术规范的规定，未依照本条例第十七条的规定提出或者报告的；

（三）泄露病人隐私的；

（四）发生自然灾害、公共卫生事件等严重威胁公众生命健康的突发事件，不服从安排参加医疗救护的。

护士在执业活动中造成医疗事故的，依照医疗事故处理的有关规定承担法律责任。

第三十二条 护士被吊销执业证书的，自执业证书被吊销之日起2年内不得申请执业注册。

第三十三条 扰乱医疗秩序，阻碍护士依法开展执业活动，侮辱、威胁、殴打护士，或者有其他侵犯护士合法权益行为的，由公安机关依照治安管理处罚法的规定给予处罚；构成犯罪的，依法追究刑事责任。

第六章 附 则

第三十四条 本条例施行前按照国家有关规定已经取得护士执业证书或者护理专业技术职称、从事护理活动的人员，经执业地省、自治区、直辖市人民政府卫生主管部门审核合格，换领护士执业证书。

本条例施行前，尚未达到护士配备标准的医疗卫生机构，应当按照国务院卫生主管部门规定的实施步骤，自本条例施行之日起3年内达到护士配备标准。

第三十五条 本条例自2008年5月12日起施行。

附录四 医疗事故处理条例（节选）

第一章 总 则

第一条 为了正确处理医疗事故，保护患者和医疗机构及其医务人员的合法权益，维护医疗秩序，保障医疗安全，促进医学科学的发展，制定本条例。

第二条 本条例所称医疗事故，是指医疗机构及其医务人员在医疗活动中，违反医疗卫生管理法律、行政法规、部门规章和诊疗护理规范、常规，过失造成患者人身损害的事故。

第三条 处理医疗事故，应当遵循公开、公平、公正、及时、便民的原则，坚持实事求是的科学态度，做到事实清楚、定性准确、责任明确、处理恰当。

第四条 根据对患者人身造成的损害程度，医疗事故分为四级：

一级医疗事故：造成患者死亡、重度残疾的；

二级医疗事故：造成患者中度残疾、器官组织损伤导致严重功能障碍的；

三级医疗事故：造成患者轻度残疾、器官组织损伤导致一般功能障碍的；

四级医疗事故：造成患者明显人身损害的其他后果的。

具体分级标准由国务院卫生行政部门制定。

第二章 医疗事故的预防与处置

第五条 医疗机构及其医务人员在医疗活动中，必须严格遵守医疗卫生管理法律、行政法规、部门规章和诊疗护理规范、常规，恪守医疗服务职业道德。

第六条 医疗机构应当对其医务人员进行医疗卫生管理法律、行政法规、部门规章和诊疗护理规范、常规的培训和医疗服务职业道德教育。

第七条 医疗机构应当设置医疗服务质量监控部门或者配备专（兼）职人员，具体负责监督本医疗机构的医务人员的医疗服务工作，检查医务人员执业情况，接受患者对医疗服务的投诉，向其提供咨询服务。

第八条 医疗机构应当按照国务院卫生行政部门规定的要求，书写并妥善保管病历资料。因抢救急危患者，未能及时书写病历的，有关医务人员应当在抢救结束后6小时内据实补记，并加以注明。

第九条 严禁涂改、伪造、隐匿、销毁或者抢夺病历资料。

第十条 患者有权复印或者复制其门诊病历、住院志、体温单、医嘱单、化验单（检验报告）、医学影像检查资料、特殊检查同意书、手术同意书、手术及麻醉记录单、病理资料、护理记录以及国务院卫生行政部门规定的其他病历资料。患者依照前款规定要求复印或者复制病历资料的，医疗机构应当提供复印或者复制服务并在复印或者复制的病历资料上加盖证明印记。复印或者复制病历资料时，应当有患者在场。医疗机构应患者的要求，为其复印或者复制病历资料，可以按照规定收取工本费。

具体收费标准由省、自治区、直辖市人民政府价格主管部门会同同级卫生行政部门规定。

第十一条 在医疗活动中，医疗机构及其医务人员应当将患者的病情、医疗措施、医疗风险等如实告知患者，及时解答其咨询；但是，应当避免对患者产生不利后果。

第十二条 医疗机构应当制定防范、处理医疗事故的预案，预防医疗事故的发生，减轻医疗事故的损害。

第十三条 医务人员在医疗活动中发生或者发现医疗事故、可能引起医疗事故的医疗过失行为或者发生医疗事故争议的，应当立即向所在科室负责人报告，科室负责人应当及时向本医疗机构负责医疗服务质量监控的部门或者专（兼）职人员报告；负责医疗服务质量监控的部门或者专（兼）职人员接到报告后，应当立即进行调查、核实，将有关情况如实向本医疗机构的负责人报告，并向患者通报、解释。

第十四条 发生医疗事故的，医疗机构应当按照规定向所在地卫生行政部门报告。发生下列重大医疗过失行为的，医疗机构应当在12小时内向所在地卫生行政部门报告：

（一）导致患者死亡或者可能为二级以上的医疗事故；

（二）导致3人以上人身损害后果；

（三）国务院卫生行政部门和省、自治区、直辖市人民政府卫生行政部门规定的其他情形。

第十五条 发生或者发现医疗过失行为，医疗机构及其医务人员应当立即采取有效措施，避免或者减轻对患者身体健康的损害，防止损害扩大。

第十六条 发生医疗事故争议时，死亡病例讨论记录、疑难病例讨论记录、上级医师查房记录、会诊意见、病程记录应当在医患双方在场的情况下封存和启封。封存的病历资料可以是复印件，由医疗机构保管。

第十七条 疑似输液、输血、注射、药物等引起不良后果的，医患双方应当共同对现场实物进行封存和启封，封存的现场实物由医疗机构保管；需要检验的，应当由双方共同指定的、依法具有检验资格的检验机构进行检验；双方无法共同指定时，由卫生行政部门指定。疑似输血引起不良后果，需要对血液进行封存保留的，医疗机构应当通知提供该血液的采供血机构派员到场。

第十八条 患者死亡，医患双方当事人不能确定死因或者对死因有异议的，应当在患者死亡后48小时内进行尸检；具备尸体冻存条件的，可以延长至7日。尸检应当经死者近亲属同意并签字。尸检应当由按照国家有关规定取得相应资格的机构和病理解剖专业技术人员进行。承担尸检任务的机构和病理解剖专业技术人员有进行尸检的义务。医疗事故争议双方当事人可以请法医病理学人员参加尸检，也可以委派代表观察尸检过程。拒绝或者拖延尸检，超过规定时间，影响对死因判定的，由拒绝或者拖延的一方承担责任。

第十九条 患者在医疗机构内死亡的，尸体应当立即移放太平间。死者尸体存放时间一般不得超过2周。逾期不处理的尸体，经医疗机构所在地卫生行政部门批准，并报经同级公安部门备案后，由医疗机构按照规定进行处理。

第三章 医疗事故的技术鉴定

第二十条 卫生行政部门接到医疗机构关于重大医疗过失行为的报告或者医疗事故争议当事人要求处理医疗事故争议的申请后，对需要进行医疗事故技术鉴定的，应当交由负责医疗事故技术鉴定工作的医学会组织鉴定；医患双方协商解决医疗事故争议，需要进行医疗事故技术鉴定的，由双方当事人共同委托负责医疗事故技术鉴定工作的医学会组织鉴定。

第二十二条 当事人对首次医疗事故技术鉴定结论不服的，可以自收到首次鉴定结论之日起15日内向医疗机构所在地卫生行政部门提出再次鉴定的申请。

第二十四条 医疗事故技术鉴定，由负责组织医疗事故技术鉴定工作的医学会组织专家鉴定组进行。

参加医疗事故技术鉴定的相关专业的专家，由医患双方在医学会主持下从专家库中随机抽取。在特殊情况下，医学会根据医疗事故技术鉴定工作的需要，可以组织医患双方在其他医学会建立的专家库中随机抽取相关专业的专家参加鉴定或者函件咨询。

符合本条例第二十三条规定条件的医疗卫生专业技术人员和法医有义务受聘进入专家库，并承担医疗事故技术鉴定工作。

第二十八条 负责组织医疗事故技术鉴定工作的医学会应当自受理医疗事故技术鉴定之日起5日内通知医疗事故争议双方当事人提交进行医疗事故技术鉴定所需的材料。当事人应当自收到医学会的通知之日起10日内提交有关医疗事故技术鉴定的材料、书面陈述及答辩。医疗机构提交的有关医疗事故技术鉴定的材料应当包括下列内容：

（一）住院患者的病程记录、死亡病例讨论记录、疑难病例讨论记录、会诊意见、上级医师查房记录等病历资料原件；

（二）住院患者的住院志、体温单、医嘱单、化验单（检验报告）、医学影像检查资料、特殊检查同意书、手术同意书、手术及麻醉记录单、病理资料、护理记录等病历资料原件；

（三）抢救急危患者，在规定时间内补记的病历资料原件；

（四）封存保留的输液、注射用物品和血液、药物等实物，或者依法具有检验资格的检验机构对这些物品、实物作出的检验报告；

（五）与医疗事故技术鉴定有关的其他材料。在医疗机构建有病历档案的门诊、急诊患者，其病历资料由医疗机构提供；没有在医疗机构建立病历档案的，由患者提供。医患双方应当依照本条例的规定提交相关材料。医疗机构无正当理由未依照本条例的规定如实提供相关材料，导致医疗事故技术鉴定不能进行的，应当承担责任。

第二十九条 负责组织医疗事故技术鉴定工作的医学会应当自接到当事人提交的有关医疗事故技术鉴定的材料、书面陈述及答辩之日起45日内组织鉴定并出具医疗事故技术鉴定书。负责组织医疗事故技术鉴定工作的医学会可以向双方当事人调查取证。

第三十一条 专家鉴定组应当在事实清楚、证据确凿的基础上，综合分析患者的病情和个体差异，作出鉴定结论，并制作医疗事故技术鉴定书。鉴定结论以专家鉴定组成员的过半数通过。鉴定过程应当如实记载。

医疗事故技术鉴定书应当包括下列主要内容：

（一）双方当事人的基本情况及要求；

（二）当事人提交的材料和负责组织医疗事故技术鉴定工作的医学会的调查材料；

（三）对鉴定过程的说明；

（四）医疗行为是否违反医疗卫生管理法律、行政法规、部门规章和诊疗护理规范、常规；

（五）医疗过失行为与人身损害后果之间是否存在因果关系；

（六）医疗过失行为在医疗事故损害后果中的责任程度；

（七）医疗事故等级；

（八）对医疗事故患者的医疗护理医学建议。

第三十三条 有下列情形之一的，不属于医疗事故：

（一）在紧急情况下为抢救垂危患者生命而采取紧急医学措施造成不良后果的；

（二）在医疗活动中由于患者病情异常或者患者体质特殊而发生医疗意外的；

（三）在现有医学科学技术条件下，发生无法预料或者不能防范的不良后果的；

（四）无过错输血感染造成不良后果的；

（五）因患方原因延误诊疗导致不良后果的；

（六）因不可抗力造成不良后果的。

第四章　医疗事故的行政处理与监督

第三十五条　卫生行政部门应当依照本条例和有关法律、行政法规、部门规章的规定，对发生医疗事故的医疗机构和医务人员作出行政处理。

第三十七条　发生医疗事故争议，当事人申请卫生行政部门处理的，应当提出书面申请。申请书应当载明申请人的基本情况、有关事实、具体请求及理由等。当事人自知道或者应当知道其身体健康受到损害之日起 1 年内，可以向卫生行政部门提出医疗事故争议处理申请。

第三十八条　发生医疗事故争议，当事人申请卫生行政部门处理的，由医疗机构所在地的县级人民政府卫生行政部门受理。医疗机构所在地是直辖市的，由医疗机构所在地的区、县人民政府卫生行政部门受理。

有下列情形之一的，县级人民政府卫生行政部门应当自接到医疗机构的报告或者当事人提出医疗事故争议处理申请之日起 7 日内移送上一级人民政府卫生行政部门处理：

（一）患者死亡；

（二）可能为二级以上的医疗事故；

第四十三条　医疗事故争议由双方当事人自行协商解决的，医疗机构应当自协商解决之日起 7 日内向所在地卫生行政部门作出书面报告，并附具协议书。

第四十四条　医疗事故争议经人民法院调解或者判决解决的，医疗机构应当自收到生效的人民法院的调解书或者判决书之日起 7 日内向所在地卫生行政部门作出书面报告，并附具调解书或者判决书。

第五章　医疗事故的赔偿

第四十六条　发生医疗事故的赔偿等民事责任争议，医患双方可以协商解决；不愿意协商或者协商不成的，当事人可以向卫生行政部门提出调解申请，也可以直接向人民法院提起民事诉讼。

第四十七条　双方当事人协商解决医疗事故的赔偿等民事责任争议的，应当制作协议书。协议书应当载明双方当事人的基本情况和医疗事故的原因、双方当事人共同认定的医疗事故等级以及协商确定的赔偿数额等，并由双方当事人在协议书上签名。

第四十八条　已确定为医疗事故的，卫生行政部门应医疗事故争议双方当事人请求，可以进行医疗事故赔偿调解。调解时，应当遵循当事人双方自愿原则，并应当依据本条例的规定计算赔偿数额。经调解，双方当事人就赔偿数额达成协议的，制作调解书，双方当事人应当履行；调解不成或者经调解达成协议后一方反悔的，卫生行政部门不再调解。

第四十九条　医疗事故赔偿，应当考虑下列因素，确定具体赔偿数额：

（一）医疗事故等级；

（二）医疗过失行为在医疗事故损害后果中的责任程度；

（三）医疗事故损害后果与患者原有疾病状况之间的关系。

不属于医疗事故的，医疗机构不承担赔偿责任。

第五十条　医疗事故赔偿，按照下列项目和标准计算：

（一）医疗费：按照医疗事故对患者造成的人身损害进行治疗所发生的医疗费用计算，凭据支付，但不包括原发病医疗费用。结案后确实需要继续治疗的，按照基本医疗费用支付。

（二）误工费：患者有固定收入的，按照本人因误工减少的固定收入计算，对收入高于医疗事故发生地上一年度职工年平均工资3倍以上的，按照3倍计算；无固定收入的，按照医疗事故发生地上一年度职工年平均工资计算。

（三）住院伙食补助费：按照医疗事故发生地国家机关一般工作人员的出差伙食补助标准计算。

（四）陪护费：患者住院期间需要专人陪护的，按照医疗事故发生地上一年度职工年平均工资计算。

（五）残疾生活补助费：根据伤残等级，按照医疗事故发生地居民年平均生活费计算，自定残之月起最长赔偿30年；但是，60周岁以上的，不超过15年；70周岁以上的，不超过5年。

（六）残疾用具费：因残疾需要配置补偿功能器具的，凭医疗机构证明，按照普及型器具的费用计算。

（七）丧葬费：按照医疗事故发生地规定的丧葬费补助标准计算。

（八）被扶养人生活费：以死者生前或者残疾者丧失劳动能力前实际扶养且没有劳动能力的人为限，按照其户籍所在地或者居所地居民最低生活保障标准计算。对不满16周岁的，扶养到16周岁。对年满16周岁但无劳动能力的，扶养20年；但是，60周岁以上的，不超过15年；70周岁以上的，不超过5年。

（九）交通费：按照患者实际必需的交通费用计算，凭据支付。

（十）住宿费：按照医疗事故发生地国家机关一般工作人员的出差住宿补助标准计算，凭据支付。

（十一）精神损害抚慰金：按照医疗事故发生地居民年平均生活费计算。造成患者死亡的，赔偿年限最长不超过6年；造成患者残疾的，赔偿年限最长不超过3年。

第五十一条 参加医疗事故处理的患者近亲属所需交通费、误工费、住宿费，参照本条例第五十条的有关规定计算，计算费用的人数不超过2人。医疗事故造成患者死亡的，参加丧葬活动的患者的配偶和直系亲属所需交通费、误工费、住宿费，参照本条例第五十条的有关规定计算，计算费用的人数不超过2人。

第五十二条 医疗事故赔偿费用，实行一次性结算，由承担医疗事故责任的医疗机构支付。

第六章 医疗事故的罚则

第五十六条 医疗机构违反本条例的规定，有下列情形之一的，由卫生行政部门责令改正；情节严重的，对负有责任的主管人员和其他直接责任人员依法给予行政处分或者纪律处分：

（一）未如实告知患者病情、医疗措施和医疗风险的；

（二）没有正当理由，拒绝为患者提供复印或者复制病历资料服务的；

（三）未按照国务院卫生行政部门规定的要求书写和妥善保管病历资料的；

（四）未在规定时间内补记抢救工作病历内容的；

（五）未按照本条例的规定封存、保管和启封病历资料和实物的；

（六）未设置医疗服务质量监控部门或者配备专（兼）职人员的；

（七）未制定有关医疗事故防范和处理预案的；

（八）未在规定时间内向卫生行政部门报告重大医疗过失行为的；

（九）未按照本条例的规定向卫生行政部门报告医疗事故的；

（十）未按照规定进行尸检和保存、处理尸体的。

第五十九条 以医疗事故为由，寻衅滋事、抢夺病历资料，扰乱医疗机构正常医疗秩序和医疗事故技术鉴定工作，依照刑法关于扰乱社会秩序罪的规定，依法追究刑事责任；尚不够刑事处罚的，依法给予治安管理处罚。

第七章 附 则

第六十一条 非法行医，造成患者人身损害，不属于医疗事故，触犯刑律的，依法追究刑事责任；有关赔偿，由受害人直接向人民法院提起诉讼。

第六十二条 军队医疗机构的医疗事故处理办法，由中国人民解放军卫生主管部门会同国务院卫生行政部门依据本条例制定。

第六十三条 本条例自2002年9月1日起施行。1987年6月29日国务院发布的《医疗事故处理办法》同时废止。本条例施行前已经处理结案的医疗事故争议，不再重新处理。

参考文献

[1] 李小妹，冯先琼．护理学导论．4 版．北京：人民卫生出版社，2019.

[2] 叶玲，刘艳．基础护理学．北京：中国医药科技出版社，2018.

[3] 李玲，蒙雅萍．护理学基础．3 版．北京：人民卫生出版社，2019.

[4] 宋思源，罗仕蓉．护理学导论．北京：中国医药科技出版社，2018.

[5] 王静，吴玲，李燕．人际沟通与交往．2 版．北京：人民卫生出版社，2019.

[6] 胡雁，郝玉芳．循证护理学．2 版．北京：人民卫生出版社，2019.

[7] 王新田．实用循证护理学．北京：科学出版社，2014.

[8] 王晓宏．护理伦理学．2 版．北京：人民军医出版社，2015.

[9] 姜安丽．护理学导论．上海：复旦大学出版社，2015.

[10] 刘建平．循证护理学方法与实践．北京：科学出版社，2007.